人民健康·名家科普丛书

心血管常见疾病防与治

总主编　王　俊　王建六

主　编　陈　红　史　艺　李帮清

副主编　刘　健　刘　刚　李学斌

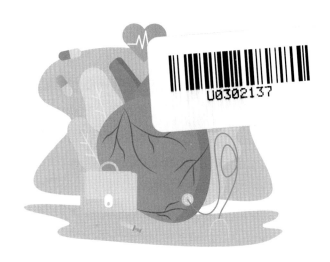

科学技术文献出版社
SCIENTIFIC AND TECHNICAL DOCUMENTATION PRESS
·北京·

图书在版编目（CIP）数据

心血管常见疾病防与治 / 陈红，史艺，李帮清主编. —北京：科学技术文献出版社，2024.6

（人民健康·名家科普丛书 / 王俊，王建六总主编）

ISBN 978-7-5235-0780-3

Ⅰ.①心⋯　Ⅱ.①陈⋯ ②史⋯ ③李⋯　Ⅲ.①心脏血管疾病—防治　Ⅳ.①R54

中国国家版本馆 CIP 数据核字（2023）第 182120 号

心血管常见疾病防与治

策划编辑：孔荣华 王黛君 责任编辑：王黛君 宋嘉婧 责任校对：张微 责任出版：张志平

出 版 者	科学技术文献出版社
地 址	北京市复兴路15号　邮编　100038
编 务 部	（010）58882938，58882087（传真）
发 行 部	（010）58882905，58882868（传真）
邮 购 部	（010）58882873
官 方 网 址	www.stdp.com.cn
发 行 者	科学技术文献出版社发行　全国各地新华书店经销
印 刷 者	北京地大彩印有限公司
版 次	2024年6月第1版　2024年6月第1次印刷
开 本	880×1230　1/32
字 数	265千
印 张	13.875
书 号	ISBN 978-7-5235-0780-3
定 价	69.80元

编　委　会

丛书序

"健康所系，性命相托"，铮铮誓言诠释着医者的责任与担当。北京大学人民医院，这座百年医学殿堂，秉承"仁恕博爱，聪明精微，廉洁醇良"的百年院训，赓续"人民医院为人民"的使命，敬佑生命，守护健康。

人民健康是社会文明进步的基础，是民族昌盛和国家富强的重要标志，也是广大人民群众的共同追求。党中央把保障人民健康放在优先发展的战略位置，注重传播健康文明生活方式，建立健全健康教育体系，提升全民健康素养。北京大学人民医院勇担"国家队"使命，以守护人民健康为己任，以患者需求为导向，充分发挥优质医疗资源的优势，实现了全员时时、处处健康宣教，以病友会、义诊、讲座多渠道送健康；进社区、进乡村、进企业、进学校、上高原，足迹遍布医联体单位、合作院区，发挥了"国家队"引领作用；打造健康科普全媒体传播平台，将高品质健康科普知识传递到千家万户，推进提升了国民健康素养。

在建院 105 周年之际，北京大学人民医院与科学技术文献出版社合作，25 个重点学科、200 余名资深专家通力打造医学科普丛书"人民健康·名家科普"。丛书以大数据筛查百姓常见健康问题为基准，结合北京大学人民医院优势学科及医疗特色，传递科学、精准、高水平医学科普知识，提高公众健康素养和健康文化水平。北京大学人民医院通过"互联网＋健康科普"形式，构建"北大人民"健康科普资源库和健康科普专家库，为实现全方位、全周期保障人民健康奠定并夯实基础；为实现"两个一百年"奋斗目标、实现中华民族伟大复兴贡献"人民"力量！

王俊　王建六

前 言

　　心血管疾病是危害人类健康的首要原因，具有发病率高，死亡率高的特点。根据《中国心血管健康与疾病报告 2022》，我国每 5 个成人中就有 1 位心血管病患者，心血管疾病死亡占成人死亡原因的 2/5。尽管治疗理念和现代诊疗技术不断完善发展，但我国心血管疾病的患病率和死亡率仍呈增长趋势。为提高广大医务工作者对心血管疾病危害的认识，进一步规范临床行为，为患者提供更优质的医疗服务，在医院的支持和帮助下，我们编写了此书，并以此作为献给北京大学人民医院建院 105 周年的特别礼物。

　　本书是"人民健康·名家科普"丛书的一部分，凝聚了 30 余位不同领域专家的智慧，聚焦心血管常见疾病临床诊治中的关键问题和处置难点，基于国内外最新进展和临床实践指南，以问答的形式，解疑释惑。本书图文并茂，内容科学严谨，简明扼要，重点突出，具有较强的实用性和先进性。

　　值本书出版之际，衷心感谢全体编委，以及为此书撰写、出版付出辛勤和汗水的各位同道和朋友！

陈红　史艺　李帮清

目 录

●●●●

第二章

心律失常 ································· **17**

第十一节　心脏植入式复律除颤器（ICD）···· 66

第十二节　三腔起搏器（CRT）··············· 68

● ● ●

第三章

第四章

心肌梗死⸱⸱⸱⸱⸱⸱⸱⸱⸱⸱⸱⸱⸱⸱⸱⸱⸱⸱⸱⸱⸱⸱⸱⸱⸱⸱⸱⸱⸱⸱**145**

第五节　治疗方法 ……………………………………159

第六节　介入治疗 ……………………………………161

• • •

第五章

● ● ●

第六章
心肌病 ⸺⸺ **209**

●●●

第七章

先天性心脏病 ⋯⋯⋯⋯⋯⋯⋯⋯⋯⋯⋯ **233**

● ● ●

第八章

心脏瓣膜病 279

• • •

第九章

● ● ●

第十章
感染性心内膜炎 311

●●●

第十一章

● ● ● ●

第十二章
血脂异常和脂蛋白异常 ················· **329**

第●节　降脂药物的选用 ············· 335

▶▶▶ 第一章

心力衰竭

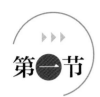

第一节

快速了解心力衰竭

Q: 什么是心力衰竭?

心力衰竭简称心衰,是心血管疾病严重阶段的一系列临床表现。心脏像一个泵,可以将心脏内的血液泵到全身,保证机体正常运转,是人体最重要的器官之一。当心脏的结构或者功能出现异常时,不能发挥正常作用,影响血液排出,导致血液淤积在静脉,动脉内血液灌注不足,引起一系列表现,就是心力衰竭。心力衰竭并不是一个单独的疾病或症状,而是心脏疾病发展至终末阶段的一种综合征。

Q: 心力衰竭如何分类?

心力衰竭有多种分类方法,目前常用的有以下三种分类方法。

第一种,根据疾病的发展速度,可以将其分为急性心力衰竭和慢性心力衰竭,其区别点为是否存在急性的血流动力学异常。

第二种,根据心力衰竭的位置,可以将其分为左心衰竭、右心衰竭和全心衰竭。

第三种,根据射血分数,可以将其分为射血分数保留的心力衰竭、射血分数降低的心力衰竭、射血分数轻度降低的心力衰竭和射血分数改善的心力衰竭。

在医院，根据患者心衰类别的不同，医生给出的治疗方案也有差别。

Q: 心力衰竭的表现有哪些?

心衰根据部位可以分为左心衰、右心衰和全心衰，分类不同，其临床表现也有差异。

左心衰是指左心功能出现了异常，心脏排出血液能力下降、血液淤积在肺循环，主要表现如下。

1. 劳力性呼吸困难：在重体力活动时出现呼吸困难，休息可缓解。

2. 夜间阵发性呼吸困难：夜间突然憋醒，并且迅速坐起来，休息超过 30 分钟才能缓解。

3. 端坐呼吸：躺平几分钟就会出现呼吸困难，需要坐起来休息，不能躺平。

4. 其他还有咳嗽、咳痰、夜尿增多、乏力。

右心衰则是指右心功能出现异常，血液淤积在身体静脉系统，各器官内血液不能得到有效循环。主要表现有食欲下降、腹胀、恶心、呕吐、气喘等。

心力衰竭时可出现这些症状，但出现这些症状并不一定都与心力衰竭有关，还需到医院明确病因。

Q: 心力衰竭为什么会出现呼吸困难？

心衰严重时会有呼吸困难，尤其是左心衰或急性心衰时，患者往往表现出呼吸急促，血氧下降，严重时甚至危及生命。心脏作为泵，负责将血液及时送到各个脏器，为其供血、供氧。当心衰发作时，心脏泵功能下降，不能有效将血液及时送到各个重要脏器，导致血液淤积在肺循环。这使得本应充满空气的肺，仿佛被浸泡在了水里一样，不能良好地"呼吸"，因此产生了呼吸困难。

Q: 心力衰竭为什么腿又肿了？

心衰是心脏结构或功能出现了异常。当疾病出现在右心或累及到全心时，体循环出现淤血，静脉压增大，组织间隙出现水肿。因此，心衰患者的水肿主要出现在身体低垂部位。下肢位置低，所以会先出现脚踝部水肿，随着病情加重逐渐向上蔓延。这种水肿通常是左右对称的。长期卧床的患者可能出现腰骶部水肿。通过利尿等治疗可以改善心衰导致的水肿。

Q: 心力衰竭程度如何自评？

患者可以根据自己的症状进行自我评估。这里的自评是指对于那些病情相对平稳的慢性心衰患者而言。我们可以通过自己日常的运动量进行评估。日常活动量不受限制，一般的体力活动不会引起心悸、气喘等不适的时候是心功能Ⅰ级；当一般体力活动可引起心悸、气喘的时候是心功能Ⅱ级；如果小于一般体力活动即可引起过度疲劳、心悸或气喘，为心功能Ⅲ级；在休息状态下也有心衰症状，不能从事任何体力活动，则说明心功能非常差，心功能已经处于Ⅳ级。

Q: 心力衰竭会威胁生命安全吗?

心衰作为心血管疾病的终末阶段，远期预后并不理想。一方面，随着心衰进展，患者会出现泵衰竭、心律失常、猝死等威胁生命安全的不良事件。另一方面，急性心力衰竭时，可以出现血流动力学异常，出现急性肺水肿、心源性休克，威胁生命安全。

Q: 心力衰竭有哪些危害?

心衰是心脏泵功能的衰竭，因此可以影响全身脏器的功能。肺淤血可增加呼吸道感染率，肝脏长期淤血缺氧状态可导致心源性肝硬化，肾血管灌注不足可导致肾功能异常，长期卧床患者下肢静脉易形成血栓。此外，心衰会不同程度地影响患者日常活动量，进而影响患者正常的生活、工作，患者甚至会产生抑郁、焦虑等负面情绪，进一步影响日常生活。总之，心力衰竭既影响患者的生活质量，又影响患者的寿命。

Q: 心力衰竭的发生率有多少?

心力衰竭是各种心血管疾病严重阶段或晚期的表现，其死亡率和再住院率一直居高不下。21世纪初的流行病学调查研究显示我国心衰患病率为0.9%，至少有800万心衰患者，随着人口老龄化和心血管疾病危险因素如高血压、糖尿病等发病率的提高，我国心力衰竭的患病率持续升高，2019年发表的数据显示

我国 ≥ 35 岁居民心衰患病率为 1.3%，即大约 1370 万人患心衰。

Q: **心力衰竭会遗传吗?**

心力衰竭是一组临床综合征，并不是遗传性疾病。但是引起心力衰竭的病因可能与遗传有关。高血压、心脏瓣膜病、肥厚型心肌病、扩张型心肌病等疾病本身与遗传有关。若未能尽早治疗，可能发展为心力衰竭。

第二节

心力衰竭的诱因

Q: 心力衰竭加重的诱发因素有哪些？

除了心衰病因外，有些因素可以加重心衰患者的症状，甚至导致急性心力衰竭发作，危害患者健康。常见的诱发因素有以下 3 点。

1. 感染：最常见的是呼吸系统感染，因此，心衰患者在换季时应做好保暖，避免感染加重心衰。

2. 心律失常：各种快速型心律失常、严重的缓慢型心律失常，如房颤，均可加重心衰。

3. 血容量增加：如输液过快、过多，饮用过多的水或其他流食。其他能够导致严重体力消耗或情绪波动的因素也可加重心衰。

Q: 为什么会得心力衰竭？

我们知道心力衰竭是由心脏结构或功能异常所引起的一种临床综合征，所以影响心脏结构和功能的疾病，都可导致心力衰竭。常见的有冠心病（如心肌梗死）、扩张型心肌病、肥厚型心肌病、高血压等。此外，甲状腺功能异常、糖尿病、结缔组织病、浸润性疾病累及心脏时也可导致心力衰竭。

Q: 情绪激动会加重心力衰竭吗?

情绪激动并不是心力衰竭的病因，但可以是心力衰竭发生的诱因。情绪激动会导致机体交感神经兴奋性增高、儿茶酚胺分泌增多，导致心率增快、心肌耗氧量增加。长期的情绪激动使得患者持续处于交感神经兴奋的状态，心脏过度劳累，进而导致心力衰竭。因此，心衰患者应避免情绪激动。

Q: 糖尿病患者为什么容易出现心力衰竭?

心衰与糖尿病同时存在，可以互相增加彼此的风险。近来研究发现，糖尿病是心衰发生的独立危险因素。换言之，糖尿病患者更容易出现心衰，原因是多方面的，糖尿病患者容易发生冠状动脉粥样硬化，而且糖尿病可以影响心脏的微循环，高血糖也会让心肌受损，这些因素都使糖尿病患者容易发生心力衰竭。

Q: 心室重构与心力衰竭的关系?

心脏为应对原发性的心肌损害或心脏负荷过重，会出现心室肥厚、心室扩大等一系列代偿性变化，即心室重构。心室重构是一个复杂的病理生理过程，也是心力衰竭发生的重要机制。因此能够改善心室重构的治疗，可以改善心功能，对患者的长期预后也有好处。日常生活中使用的血管紧张素转换酶抑制剂、血管紧张素受体阻滞剂等药物就具有改善心室重构的作用。

第三节

诊断心力衰竭的方法

Q: 心力衰竭如何诊断？

心力衰竭是一系列临床表现，因此其诊断主要依赖于病史、体格检查、实验室检查、心脏影像学和功能检查。因此提供准确详细的病史，以及既往检查资料显得尤为重要。存在休息或活动时呼吸困难、劳累、脚踝水肿、心脏扩大、BNP 升高等证据有助于心衰的诊断。

Q: 心力衰竭为什么要查心电图？

心力衰竭的诊断本身并不依赖于心电图。但是每个心衰患者都应当做此检查。一方面，心电图可以有效明确患者此时的心率及有无心律失常。另一方面，心电图还有助于明确患者心衰的病因，可以提供既往心肌梗死、心室肥厚、广泛心肌损害等重要信息。

Q: BNP 升高是否一定代表心力衰竭？

BNP 是一种心脏细胞分泌合成的多肽。当心室内液体增多或张力改变时 BNP 分泌的量会受到影响。因此可以通过监测 BNP 协助评估心脏功能，用于心衰筛查、诊断和鉴别诊断。血液中

BNP 水平受到多种因素影响，BNP 升高提示患者有可能存在心力衰竭，也可能与患者肾功能、年龄等有关，因此需要进一步检查，而 BNP 正常的患者可排除心衰。所以说，正常的 BNP 具有更强的阴性提示意义。

Q: 胸片正常是不是说明没有心力衰竭？

心力衰竭时，胸片可以提供肺淤血、肺水肿等消息，协助评估患者是否存在心力衰竭。此外，胸片还可以提供心脏增大及肺部感染等信息。但是胸片正常并不能说明患者没有心力衰竭，仍需进一步检查。

Q: 超声心动图对于心力衰竭患者重要吗？

经胸超声心动图是评估心脏结构和功能的首选方法。超声心动图可以评估患者心房、心室的大小、结构和功能，包括左右心室收缩和舒张功能、室壁厚度、瓣膜功能和肺动脉高压等一系列信息。其中左心室射血分数可以反映左心室的收缩功能，也用于心力衰竭的分类。

第四节

心力衰竭的防治方法

Q: 心力衰竭患者是不是要多喝水？

对于心衰患者而言，需适当限制液体摄入量，总液体摄入量每日 1.5 ~ 2.0 L 为宜。容量负荷过重会加重心衰。也就是说，患者每天喝的水、汤、粥等液体的总量应当小于等于患者每日的尿量和出汗量。简单来看，可以通过测体重的方式进行监测，即在没有水肿的情况下，每天在相同时间、大致穿着相同的情况下测量体重，体重应保持大致不变。若存在水肿，则应使用利尿剂协助"排水"。

Q: 心力衰竭患者需要长期使用利尿剂吗？

利尿剂作为心力衰竭治疗中最常用的药物，可以促进排尿，减少体内液体量，减轻心脏的容量负荷，缓解淤血，减轻水肿。利尿剂是缓解心力衰竭患者呼吸困难和水肿的重要药物，当症状消失后，可改为间断服药，在医生指导下调整用药。

Q: 为什么服用利尿剂要监测电解质？

常用的氢氯噻嗪、呋塞米等利尿剂，在发挥利尿作用的时候，体内的钾、钠也会被排出体外。钾、钠作为机体不可或缺的电解质，能够调节机体的酸碱平衡。钾能协助维持正常的心跳，协调肌肉的收缩。低钠血症对身体的危害也很大。因此服用利尿剂需定期监测电解质。

Q: 心力衰竭患者可以停药吗？

心力衰竭患者要根据医生开具的处方按时服药，不可因为症状减轻或缓解自行停药。多数治疗心力衰竭的药物需要在医生的指导下长期服用，其可以减少心力衰竭的复发，降低再次住院风险，并改善长期预后。

Q: 心力衰竭为什么怕感染？

感染作为心力衰竭的诱因，可以使得心功能恶化，诱发心力衰竭症状的出现，危害患者健康。因此，心衰患者非常害怕感染，尤其是感冒等呼吸系统感染。在换季或寒潮来临时，需注意保暖，避免感染发生。在秋冬季可以注射流感疫苗，减少流感的发生。

Q: 心力衰竭为什么要控制心率？

神经内分泌过度激活可加重心衰，而感染、房颤、高血压、甲状腺功能亢进（甲亢）、电解质紊乱、贫血等因素可导致心率增快，增加心肌耗氧量，诱发心衰。研究表明，随着心率增快，心血管死亡和再住院风险将增加。心衰患者使用的 β 受体阻滞剂有阻滞交感神经、减慢心率的作用。对于心率快的患者要寻找原因，纠正感染、贫血、血压低等导致心率快的诱因也非常重要。

Q: 心力衰竭患者可以服用 β 受体阻滞剂吗?

慢性心力衰竭患者由于持续交感神经系统异常激活，心脏中去甲肾上腺素浓度升高引起心肌损伤，介导心肌重构。研究显示，长期应用 β 受体阻滞剂（琥珀酸美托洛尔、比索洛尔及卡维地洛）可以提升患者生活质量，降低心衰死亡率。β 受体阻滞剂适用于所有慢性收缩性心力衰竭，且无显著体液潴留的心力衰竭患者。因此，没有禁忌证的心衰患者，应长期使用。但需要从最小剂量开始使用，逐渐增加至目标剂量。期间需要严格监测患者血压和心率。如果患者存在支气管哮喘、病态窦房结综合征等禁忌证，则不能使用 β 受体阻滞剂。

Q: 心力衰竭患者需要戒烟吗?

吸烟是心力衰竭的危险因素。研究显示，戒烟可以显著降低心力衰竭的风险，但其对心衰的影响会持续几十年。研究发现，与从不吸烟者相比，当前吸烟者发生心力衰竭的可能性增加了一倍多。吸烟时间较长者患心衰风险更大。戒烟后，心衰风险升高持续 20 ~ 30 年。但与目前吸烟者相比，戒烟超过 30 年者心衰风险降低。由此可见，心衰患者无论何时都应尽早戒烟。

Q: 心力衰竭患者的饮食要点?

对于心力衰竭患者，一方面要适当限制液体入量；另一方面，建议选择低盐饮食，减少食盐的摄入，减少水钠潴留，进而减少循环血容量，减轻心脏负荷，改善心衰。轻度心衰患者每日应摄入 5 ~ 7.5 克氯化钠，中、重度心衰则应每日摄入 < 5 克氯化钠，但是对于使用强效利尿剂的患者可以不必严格限制钠盐的摄入，避免出现低钠血症。此外，需根据患者基础情况调整饮食方案，对于肥胖者，应减重、低脂饮食。对于营养不良者，应加强营养。

Q: 心力衰竭能根治吗?

心力衰竭是心血管疾病的终末期，因此大部分心力衰竭是不能完全治愈的，需要长期坚持用药，以缓解心力衰竭的症状，阻止疾病进展。中断治疗可能会导致心力衰竭恶化，进而影响生命安全。虽然心力衰竭不能根治，但长期规律用药，控制高危因素，能够减少心衰发作。

Q: 心力衰竭患者需要定期去医院复诊吗?

心力衰竭患者如果出现呼吸困难、水肿、乏力、体重短时间内明显增加，需要及时就诊，即使是病情稳定、没有任何症状，也需要定期复查。心力衰竭的发生发展是一个慢性进展的过程。定期在医院复诊，医生可以评估患者心功能变化情况，根据病情变化及时调整药物治疗方案，有效地减少心力衰竭的发生，改善患者的生活质量；也可以避免低血压、电解质紊乱等问题的出现。一般性随访每 1 ~ 2 个月 1 次，重点随访每 3 ~ 6 个月 1 次。

▶▶▶ 第二章

心律失常

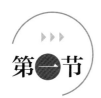

第一节

浅谈心律失常

Q: 心电图报告的"窦性心律"是什么意思?

心脏传导系统包括窦房结、房室结、希氏束、左右束支和浦肯野纤维等,窦房结是正常人心脏节律的最高司令部,控制着心脏的节律,由窦房结主导的心律,叫作窦性心律,是正常的。

Q: 窦性心律都是正常的吗?

由窦房结控制的心律叫作窦性心律,正常的心律一定是窦性心律,但窦性心律不一定是正常的,比如在生理或病理情况下,可以出现窦性心动过缓、窦性心动过速、窦性停搏、窦房阻滞等,这些都属于窦性心律,但却不是正常的。

Q: 经常一过性头晕、双眼发黑,是心脏出问题了吗?

一过性的头晕、眼黑需要注意神经系统及心脏的问题。一种可能是大脑短暂缺血的表现,比如 TIA 发作,我们称之为短暂性脑缺血发作,它会导致一过性的头晕眼黑。另一种重要原因就是心脏引起的。比如心跳突然减慢、停搏,甚至出现快速的心律失常,会使心脏的射血量短时间内明显减少,影响全脑的血供,造成一过性的头晕眼黑。一过性血压降低也会出现类似症状。不论具体病因是什么，出现这种情况都需要马上到医院就诊，避免出现更严重的情况。

Q: 为什么会出现心慌？

心慌是患者朋友常诉说的一种症状，它可以是心跳真的出现了问题，也可以是心跳没有出现异常情况时单纯的一种主观感受。心跳真的有问题，原因可分为生理性和病理性。生理性因素是由诸如情绪紧张、激动，或者发热、运动、药物、饮酒、咖啡、毒品等心脏以外的原因，引起的心跳异常；病理性因素是由心脏本身的问题导致的心跳异常，即心律失常。心律失常包括心跳非常快，常常 > 100 次 / 分，即心动过速；心跳缓慢，清醒状态下 < 50 次 / 分，即心动过缓；心跳不规则，如期前收缩。

Q: 为什么经常心慌？

经常心慌首先应该完善心电图、24 小时动态心电图，确定是真的心跳出现了异常（发生了心律失常），还是仅是自己主观感觉（神经官能症）。如果确认是心律失常的话，再进行下一步的诊治。

Q: 出现心慌时我需要怎么做？

如果是生理性心慌应立即休息、稳定情绪，饮食清淡，限制烟酒、咖啡、浓茶等，心慌症状一般可以缓解；如果是病理性心慌，比如有冠心病、心律失常、贫血、糖尿病、发热、甲亢等疾病，需要去医院完善相关检查并对因和对症治疗。

第二节

漏跳

Q: 心脏有漏跳的感觉，这是怎么回事？

许多患者朋友说的心脏漏跳，主要是指自测脉搏的时候，规律的脉搏跳动之间，突然出现 1 次短暂的、相对长时间（同之前规律的脉搏相比）的脉搏不能触及。

主要原因有以下 2 种。

1. 心脏出现了短暂的停搏，常见于心脏的总指挥"窦房结"出现问题，也就是所谓的"病态窦房结综合征"。这种情况的本质是心脏停搏了，也就是心脏"罢工"了，心脏没有收到电活动的指令，也就无法收缩，这段时间内就没有足够的血液从心脏流向外周血管，数脉搏时就会出现一次漏跳。

2. 更多见的情况是，在规律的心跳间，出现了提前的心跳，即期前收缩。期前收缩可以起源于心房（房性期前收缩），也可以起源于心室（室性期前收缩），或起源于房室交界区（交界性期前收缩）。期前收缩为什么会出现脉搏漏跳呢？因为正常情况下，心脏的每一次跳动，都是由舒张期和收缩期两部分组成的。舒张期，大量的血液流入心脏，当储存足够的血液时，心脏开始收缩，把心腔内储存的血液射向身体外周的动脉，心脏收缩期射血完成后，再次进入舒张期。这样周而复始的心跳周期，通过不断地收缩期射血，就形成了我们规律的脉搏。因此，多数情况下我们的心跳和脉搏是同步的，即心跳次数＝脉搏次数。当发生期前收缩的时候，心跳提前发生了跳动，由于这次心跳前的舒张期缩短，心脏在没有充分储存血液的情况下，就提早进行了收缩，导致心脏的本次射血量减少，不足以到达外周动脉形成脉搏，这时数脉搏就会出现脉搏漏跳 1 次，这种情况下脉搏次数是小于心脏跳动次数的。

Q: 出现心脏漏跳时，我应该怎么做?

如果发生频繁，可以做一个常规的心电图，一般来说即可明确漏跳的原因；如果发生并不频繁，在心电图检查时捕捉不到漏跳时的心电图，则常需进行 24 小时动态心电图（又叫 Holter）监测，以明确诊断。

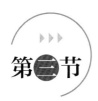

第二节

期前收缩

Q: 期前收缩会引发心脏意外吗?

规律的心跳间,出现了提早的心跳,即期前收缩。期前收缩可以起源于心房(房性期前收缩),也可以起源于心室(室性期前收缩),或起源于房室交界区(交界性期前收缩)。整体来说,房性期前收缩和交界性期前收缩的心脏意外风险小于室性期前收缩,但即使是室性期前收缩,如果患者朋友本身不存在基础心脏病,发生心脏意外的风险也是极低的。对于本身有心肌梗死、心衰等心脏基础疾病的患者朋友,室性期前收缩应及时就诊。

Q: 房性期前收缩危险吗?

房性期前收缩又叫房早,是指早于窦性心律而提前出现的房性异位搏动,是临床上较为常见的一种良性的心律失常。

房性期前收缩本身的危险性较低,但房性期前收缩可以诱发房性心动过速、阵发性室上性心动过速,少数患者朋友的房性期前收缩还会进一步发展为房颤。因此,一旦发现自己有了房性期前收缩,应该完成24小时动态心电图(评估房性期前收缩的多少,是否引发了其他心律失常)、心脏超声(评估心脏结构和功能）等检查，决定下一步诊疗方案。

Q: 房性期前收缩都需要治疗吗？

偶发的房性期前收缩，在正常人群中也会出现；频发的房性期前收缩，如 24 小时的房性期前收缩＞ 10 000 次，可能会影响心脏的结构和功能，需要结合患者的心脏超声结果、房性期前收缩是否诱发其他心律失常，以及患者症状的轻重，决定是否需要治疗。

Q: 什么是室性期前收缩？

室性期前收缩又叫室性早搏、室早，部分心室肌自律性增高后，会自动产生心脏的激动，叫作室性期前收缩，室性期前收缩患者可有心跳脱落感、胸闷、心悸等不适症状，在心电图上表现为提前出现的宽大畸形的 QRS 波，其前无相关 P 波，伴有继发性 ST-T 改变等。

Q: 发现室性期前收缩，需要做哪些检查？

发现室性期前收缩之后，需要完善电解质和甲状腺功能等抽血化验检查，以及动态心电图和超声心动图检查。动态心电图就是我们常说的 Holter，可以持续记录长时间心电图，便于准确评估室性期前收缩的数量；而超声心动图主要是为了评估有无心脏结构、功能和血流的异常。

Q: 室性期前收缩都需要治疗吗?

室性期前收缩不是都需要治疗，评估室性期前收缩的数量、患者的症状，以及对心功能的影响等几个方面才能决定是否需要治疗。室性期前收缩数量多，如 24 小时内＞ 10 000 次，或患者不适症状重影响工作和生活，或伴有心脏扩大、射血分数降低的室性期前收缩，均建议积极治疗，治疗方法包括药物治疗和经导管射频消融术，尤其不伴器质性心脏病的室性期前收缩，导管射频消融手术的成功率高，临床效果好。对于室性期前收缩数量较少、患者症状轻微、无心脏结构异常的室性期前收缩，应和患者做好解释及安慰，常无须特殊治疗。

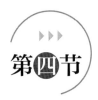

第四节

心动过速

Q: 心跳加速突然发作又恢复正常，需要就诊吗？

心跳加速突然发作，持续一段时间，通过深呼吸、憋气后，心跳突然恢复正常，这种情况是典型的阵发性室上性心动过速的临床表现，即突然发作、突然终止，通过憋气等干预措施可终止心动过速。如果患者朋友发生过上述情况，应该到医院就诊，通过微创导管手术常常可以获得根治。另外，有条件的话，记录发作心动过速当时的心电图，特别有助于医生的诊断。

Q: 什么是阵发性室上速？

阵发性室上速简称室上速，是一种常见的快速型心律失常，典型表现为突然发作、突然终止，通过憋气等干预措施可终止心动过速。如果发作当时捕捉到心电图即可明确诊断，可通过微创手术（射频导管消融术）获得根治。

Q: 阵发性室上速应该如何治疗？

急性发作时可以使用刺激迷走神经的方法，自行终止室上速。刺激迷走神经的常见方法有：

——深吸气后憋气；

——用牙刷或手指刺激咽后部，引发恶心、呕吐；

——对于年轻患者朋友，医生也可以按压左侧或右侧（强调单侧）的颈动脉窦，以终止心动过速。

经心电图确诊阵发性室上速后，可通过射频导管消融术根治它。

阵发性室上速能完全治愈吗?

阵发性室上速是在胚胎发育时的局部异常引起的，有些存在家族聚集性（甚至有的明确存在遗传因素），但是可以通过射频导管消融术进行根治，手术安全有效，治愈率极高，复发率很低。

第五节

预激综合征

Q: 什么是预激综合征？

心电图上出现预激波，伴有心动过速，叫作预激综合征。正常的心脏激动，从窦房结到房室结，而后沿希氏束下传心室，预激综合征时，存在一条心房和心室之间的异常传导通路，从而使得心房激动沿着旁道快速下传心室，绕过了房室结，在心电图呈现为提前出现粗钝的预激波、QRS 波增宽和继发性 ST-T 改变，根据 V_1 导联主波方向，可以分成 A 型预激（主波正向）和 B 型预激（主波负向）。

Q: 体检心电图发现预激波，需要治疗吗？

体检心电图发现预激波，建议前往心内科电生理专业门诊就诊，可通过食管心房调搏或心内电生理检查等，评估旁道不应期及位置。对于旁道不应期较短者，建议进行射频导管消融术根治。对于旁道不应期长，位置距离正常传导通路较近者，根据患者意愿，也可选择随访观察。对阵发性室上性心动过速频发者，建议导管消融根治。

Q: 预激综合征有哪些危害?

预激综合征的危害主要和心动过速相关,首先患者容易发作阵发性室上性心动过速,其会导致反复发生的心悸;其次,当心动过速发生时,如患者合并基础的心脏结构异常,或者冠状动脉(冠脉)狭窄,容易造成血压降低、心肌缺血和继发性心肌梗死;最后,预激综合征患者如合并房颤伴有预激旁道前传,可造成极快的心室率,严重者可导致猝死。

Q: 预激综合征可以治疗吗?

预激综合征可以治疗,在室上速发作的急性期,可采用迷走神经刺激手法、腺苷、普罗帕酮等终止心动过速发作;慢性期治疗最主要的方法是经导管射频消融,通过电生理检查找到旁道的位置,经导管进行定向消融,使局部心肌细胞脱水、变性、电生理性能改变,从而达到根治的目的。

第六节

房颤

Q: 什么是房颤?

房颤是"心房颤动"或"心房纤颤"的简称,是非常常见的一种心律失常。心脏的电系统出现障碍,导致心房失去正常的节律,发生不规则的快速小幅颤动,表现为心脏跳动强弱不等,节律紊乱,脉搏和心跳不一致。随着人口老龄化,发病率越来越高。部分房颤患者甚至可以没有任何症状,常常在常规体检或出现严重并发症时才发现,也有部分患者在发作时有明显心慌,尤其活动时心慌、憋气明显。房颤症状的轻重受患者基础状态和心室率快慢等影响,心室率慢时可没有任何症状,心室率快时,可能出现气短、乏力、头晕、胸痛,甚至晕厥。

引起房颤的病因很多,主要为心脏本身的疾病,包括冠心病、高血压、风湿性心脏病、肺心病、先天性心脏病等。其他疾病也可导致房颤,包括甲亢、严重感染、手术应激状态等。房颤分为首次诊断的房颤、阵发性房颤、持续性房颤、长程持续性房颤、永久性房颤。其中,房颤间断发作时,也就是时有时无的情况下不利于诊断,因为检查时经常遇到房颤没有发作,无法确诊。因此,怀疑房颤时特别需要做 24 小时动态心电图,有时还要反复做甚至用植入式心电监测装置来捕捉到阵发性房颤发作时的心电图，以明确诊断。房颤患者需要积极查找病因，控制心跳，房颤的危害主要是血栓栓塞，尤以脑卒中最为常见。

Q: 冠心病和房颤是一种疾病吗？

冠心病和房颤不是一种疾病，这两者不能画等号。

冠心病是供应心脏血液的冠状动脉出了问题，轻度的冠心病一般没有明显的症状，随着病情的发展冠心病可引起胸痛，心慌气短。冠心病患者在心肌缺血发作时常可出现房颤，但是心脏房颤并不代表着一定是冠心病，因为导致房颤的原因有很多。当出现房颤以后，患者需要筛查继发性因素，如果与冠心病心肌缺血有关，患者需要积极地解除血管狭窄，缺血好转后症状就会有所好转。房颤是发生率非常高的一类心律失常，它主要的特点是心脏跳动极不规律，通过心电图或者 24 小时心电图就可以做出明确诊断。房颤最主要的危害是容易发生栓塞性事件，比如像脑栓塞可导致偏瘫或者死亡。在导致心脏房颤的原因方面是多种多样的，可以有特发性房颤，就是找不到任何原因的；也可以由一些继发性的因素，像甲亢或者电解质紊乱，或者心肌缺血诱发房颤的出现。有的房颤是冠心病引起的，有的房颤是其他因素引起的，很多器质性心脏病都可能引起房颤。其他的因素有甲亢，精神过度紧张，喝浓茶、浓咖啡，这些也可能引起房颤。还有的人患房颤是由药物因素引起的，可能是用了有兴奋作用的药物引起房颤。房颤的治疗一般是药物治疗或者是用射频导管消融术治疗。总之，冠心病可能会引起房颤，但房颤不等于就是冠心病。

Q: 房颤的危害有多大，不治疗有没有危险?

房颤引起的危害非常多，快速性的心律失常可以引起心脏功能性的问题，像我们平时常说的心力衰竭，表现症状有憋气或者躺不下。房颤会导致心律不齐，从而经常出现心慌气促。长期房颤，可导致心力衰竭，严重时危害生命健康。房颤引起心房的紊乱会导致血液在心房中淤滞，容易在心房内（尤其左心耳）形成血栓，脱落后会造成栓塞，如果这种栓塞堵在了脑子里就会造成脑卒中，突然发生偏瘫或言语、行动不利等症状。尤其是老年人同时患有高血压、冠心病及糖尿病者，更加严重。因此房颤需引起重视，及时治疗，避免血栓和心力衰竭的发生。

房颤会对患者的生命有威胁吗？虽然大部分情况下房颤不会直接导致患者死亡，但由房颤引起的脑梗、心衰及其他心脑血管疾病的致死率是非常高的。房颤患者如果不能得到及时、有效的治疗，随着病情进展，其发作频率常逐渐增加，容易引起心脏重构，血栓形成，损害心脏功能，增加严重心律失常、心力衰竭、血栓栓塞并发症的发生风险。

房颤会影响到人们的寿命，积极治疗房颤，在详细检查明确诊断的基础上，应在医生指导下长期合理应用药物。抗心律失常药物的使用需要遵循医嘱，因长期用药可能引发不良反应。如果药物治疗效果不理想，可以考虑射频导管消融或胸腔镜下微创迷宫Ⅲ型手术，创伤范围小，恢复快，住院时间短，不会留下长长的瘢痕，术后有望获得完全康复，注意定期复查，预防危险因素，有助于避免心衰、脑卒中等危险病症，促进患者的长期生存。

Q: 为什么房颤患者会更容易出现脑梗死?

房颤是心源性卒中一个最主要的病因,心房颤动引起脑梗死现象的发生,主要是和心房颤动引起的血栓形成有关系。由于心房自身收缩毫无规律,加上左心房心耳的结构紊乱,容易在左心耳部位形成血栓。当左心房血栓形成之后,这些血栓很容易随着血流脱落,脱落的血栓随着血液的流动最容易进入大脑的动脉,造成脑部血管的堵塞,引起脑梗死。心房颤动血栓形成引起的脑梗死,是目前老年人脑梗死最常见的病因之一。患者会出现明显的偏瘫、言语或活动不利、意识障碍或大小便失禁等。且随着病程的延续会出现脑水肿,甚至造成脑疝等风险。所以脑梗死的患者一定要查动态心电图,如果发现房颤则应在后期的二级预防中积极抗凝治疗。

Q: 哪些人更容易得房颤?

某些合并特殊情况的人群确实比其他人更容易出现房颤,这些可能增加房颤风险的特殊情况被称为房颤的危险因素。一些危险因素是可以治疗或者控制的,比如高血压、糖尿病、心肌梗死、心脏瓣膜病、慢性阻塞性肺疾病、肥胖、甲状腺功能异常、睡眠呼吸暂停、缺乏锻炼、吸烟、饮酒等,通过良好控制这些危险因素可以减少房颤的发生;但还有一些危险因素是没有办法控制的,比如老龄、房颤家族史、基因等。存在这些危险因素的人群应该更加关注自己的心慌症状,定期检查以早期发现房颤。

Q: 夜间容易打呼噜，与房颤有关系吗?

患者晚上打呼噜的病因有很多种，主要包括肥胖、睡觉的姿势不对、咽腔过于狭窄、扁桃体肥大、悬雍垂细长、舌根肥厚、各种类型的鼻炎、鼻中隔偏曲、鼻息肉形成等。严重者可能导致睡眠呼吸暂停低通气综合征（SAHS），并可进一步促发高血压、冠心病、房颤等多种慢性疾病。睡眠呼吸暂停低通气综合征与房颤发生危险密切相关且独立于其他房颤危险因素。睡眠呼吸暂停低通气综合征导致的低氧血症和自主神经功能紊乱与房颤的发生有关，可以导致心房电活动及结构改变促发房颤。睡眠呼吸暂停低通气综合征还会影响房颤治疗的效果，合并睡眠呼吸暂停低通气综合征者抗心律失常药物效果更差，房颤电复律转复窦性心律后若不治疗睡眠呼吸暂停低通气综合征，随访 1 年房颤的复发率高达 82%，睡眠呼吸暂停低通气综合征的患者接受射频术治疗后的房颤复发率显著低于未治疗者。因此，对房颤患者进行治疗前，对高危或可疑睡眠呼吸暂停低通气综合征患者进行多导睡眠呼吸监测，以筛查出睡眠呼吸暂停低通气综合征患者并进行有效治疗对于提高心律失常治疗效果是很有意义的。

Q: 仅智能手表提示有房颤，需要治疗吗?

智能手表的房颤监测软件已经获得国家药品监督管理局批准，对于房颤来说具有一定的筛查、提示价值，但不等同于诊断。因智能手表对房颤的识别也可能存在干扰或误判的可能性，当智能手表提示房颤时需要进一步完善 24 小时动态心电图确认房颤的诊断，此外还需要完成心脏超声等其他检查，进一步评估，来确定治疗方案。

Q: 房颤需要做哪些检查？

房颤的诊断需要心电图或者其他心电仪器（比如 24 小时动态心电图）记录到房颤发作作为证据。在明确有房颤发作后，还需要做一些检查来评估房颤的危险因素、严重程度，为下一步治疗方案提供重要依据。这些检查包括血常规、电解质、肝功能、肾功能、甲状腺功能、脑钠肽（BNP）、胸片、超声心动图、动态心电图等。根据每个人的具体情况不同，医生会有针对性地选择相关检查。

Q: 房颤应该怎么治疗？

第一，转复窦性心律，如果患者发病在 48 小时以内，心慌、胸闷症状比较明显，可以给予一次转复的机会，医生会使用药物或电复律的方式转复为正常的窦性心律。

第二，控制心室率，可以使用 β 受体阻滞剂等药物，使患者心率控制在 110 次 / 分以下，尤其是对于冠心病或心衰患者更应控制在静息状态下 60 次 / 分左右，轻微活动不超过 80 次 / 分。

第三，防止血栓形成，防止血栓形成的主要药物是一些抗凝药物，比如华法林，是维生素 K 抑制剂，使用以后需要每月监测凝血功能，尤其是国际标准化比值维持在 2.0 ～ 3.0，其相对比较麻烦一些。而一些新型的抗凝药物，比如达比加群、利伐沙班等也有预防患者血栓形成的作用，优点是不需要监测凝血功能。

第四，手术治疗，如果经过药物对症治疗以后房颤的情况没有得到很好的控制，甚至有出血的情况，这时需要进行射频导管消融术。射频导管消融术能够根治房颤，尤其近年来这项技术逐渐成熟，大多数房颤患者可以从中获益，但房颤射频导管消融术有一定复发率。

Q: 阿司匹林能治疗房颤吗？

阿司匹林是抗血小板药物，不是抗凝药物，而房颤形成的血栓并不是以血小板成分为主，因此阿司匹林对于预防房颤形成的心房内血栓是没有作用的。所以如果仅仅是房颤，不能应用阿司匹林进行治疗。但是有些房颤的患者合并冠心病，冠心病的患者需要服用阿司匹林，比如患者做过冠脉介入治疗，植入过支架，现在又出现房颤，可能需要联合使用抗血小板制剂，就需要用阿司匹林，但也不是单独应用阿司匹林来治疗。对于房颤合并冠心病，医生需要评估每个患者的具体情况来决定抗血栓方案。

Q: 得了房颤为什么需要吃抗凝药？

抗凝药物是指可以预防心脏或血管内形成血栓的药物。当发生房颤的时候，心房会快速而不规则地颤动，不能有效地把血液排出，血液在心房中滞留容易形成血栓，增加发生"脑卒中"的风险。不同特征的房颤患者发生脑梗的风险并不一样，风险较高的患者就需要服用抗凝药物预防心房内形成血栓，降低脑梗的风险。

Q: 这么多种抗凝药物，该怎么选？

临床上常用的抗凝药物主要有口服的抗凝药物和注射用的抗凝药物。目前口服的抗凝药物主要包括华法林和新型的口服抗凝药物，如达比加群、利伐沙班、阿哌沙班等。临床上常用的注射用抗凝药物有肝素、低分子肝素、磺达肝癸钠和比伐卢定等。口服抗凝药物常用于慢性心房颤动患者的长期抗凝治疗，以预防心房内血栓形成及血栓脱落后形成的外周血管栓塞，其中华法林在使用时要注意定期监测国际标准化比值，要使国际标准化比值控制在 2 ～ 3。注射用的抗凝药物，主要用于急性的心脑血管血栓性疾病的预防和治疗。

Q: 吃抗凝药有什么不良反应？

抗凝药物作为预防血栓形成的药物，会对全身的凝血系统起作用，因此抗凝药就像一把"双刃剑"，在预防血栓形成的同时会增加出血的风险。所以在服用抗凝药物期间需要注意皮肤、口腔、鼻腔黏膜有没有出血，以及观察大小便颜色，如果一旦出现出血情况请及时到医院就诊。

Q: 吃华法林期间需要注意什么？

华法林是经典的抗凝药物，治疗效果非常明确。但是华法林的有效治疗窗较窄，抗凝作用又容易受到多种食物和药物的影响，因此在用药过程中需频繁监测凝血功能及国际标准化比值（INR），尤其是在刚开始服用及调整剂量时，医生会根据 INR 结果调整华法林剂量，使 INR 维持在 2～3。为了避免服药期间 INR 波动幅度过大，应尽量保持平衡和相对固定的饮食习惯，如果需要联合使用其他药物，应告知医生正在服用华法林，同时密切监测 INR。

Q: 抗凝药需要吃多久？

血栓风险比较高、医生判断需要服用抗凝药物的患者，如果服药期间没有出现出血或者其他不能耐受的情况，那么通常需要终身服用抗凝药。一旦发生了出血，需要尽快到医院就诊，由医生评估是否需要停用抗凝药。现在有越来越多的患者选择接受房颤射频导管消融术或冷冻消融术使房颤节律转为窦性心律，但是并不等于手术后就能停用抗凝药，停药需要经过医生的严格评估，不能自行停药，对于血栓风险高的患者术后仍然需要继续服用抗凝药。

Q: 如果不能服用抗凝药，还有其他办法预防血栓吗？

大多数房颤患者需要长期吃抗凝药，但有极少部分患者不能耐受抗凝药，服药后出现消化道出血或其他部位出血，甚至因出血可能危及生命安全。这些不能耐受抗凝药的患者仍然需要预防心房血栓，目前可以选择左心耳封堵手术将房颤时最容易形成血栓的左心耳（占血栓的九成以上）封堵住，以预防左心耳内血栓形成及脱落，避免出现脑卒中或身体其他器官栓塞的风险。是否需要行左心耳封堵及是否适宜行左心耳封堵，需要经过医生的仔细评估。

Q: 左心耳封堵治疗怎么做？

左心耳封堵术是一种微创治疗方法，通过股静脉穿刺将导管沿着下腔静脉送至右心房，再通过房间隔穿刺从右房到左房，塞上塞子堵住左心耳口部，用于治疗房颤血栓，可预防血栓形成和心耳内血栓脱落，避免出现脑卒中或下肢动脉闭塞、栓塞等严重并发症。左心耳封堵治疗目的主要是防止左心耳血栓形成及脱落，但是进行左心耳封堵植入以后，在早期封堵器的表面或者是周围也可能会形成血栓，所以在封堵器植入术后，患者是要在一段时间内口服抗凝药。另外，还要进行经食道的或者是经胸的超声检查，来观察封堵器的位置、形态，要防止封堵器脱落，脱落以后能够及时发现，及时进行治疗。一般来说在封堵器植入术大概 6 个月，内皮可以覆盖到封堵器表面，在这之后相对比较稳定。

主要步骤有以下几个方面：

1.常规全麻，通过食道超声监控监测手术过程，包括房间隔穿刺和左心耳形态指导治疗等方面。一般在全身麻醉下进行手术。

2.穿刺股静脉，同时还要穿刺桡动脉进行压力监测。股静脉穿刺成功后，输送扩张管、鞘管到右心房。

3.房间隔穿刺，用穿刺针穿刺房间隔，穿刺点一般是在卵圆窝的下后部分，有利于左心耳封堵轴向能够得到很好的保证。

4.穿刺成功后，要用药物即抗凝药物肝素，按照每千克体重100 个单位的标准应用，防止在术中出现血栓栓塞事件。

5. 到了左心房以后，用输送鞘管输送系统包括猪尾导管，寻找左心耳的位置。要通过 DSA 造影确定左心耳位置及形态，同时结合食道超声情况，综合判断患者左心耳的开口直径和深度，选择合适的封堵伞。

6. 封堵伞在体外排气准备好以后，沿着输送器输送到左心耳区域，按照要求进行释放。

7. 最后要进行评估，通过造影和食道超声共同评估伞封堵的位置如何，有无分流，有无漏检等情况，综合判断是否满足释放原则。通过以上过程释放以后，再做复查造影或超声评估封堵伞的位置和情况。

Q: 什么房颤患者适合消融治疗？

很多房颤患者都有这样一个疑问：吃药能治疗房颤、做房颤射频导管消融术也能治疗房颤，那这两种方法相比，究竟哪一个疗效更好？其实，这个问题不能一概而论。这是因为，在复杂的临床实践中，有许多因素都影响着房颤患者最佳治疗方式的选择，比如患者年龄、房颤的类型及持续时间、有没有合并其他疾病、术者的经验等。那么，究竟哪些患者更适合做房颤射频导管消融术呢？

据最新版《心房颤动：目前的认识和治疗建议（2021）》推荐，最适合射频导管消融术治疗的房颤患者为经至少一种Ⅰ类或Ⅲ类抗心律失常药物治疗后效果不佳或不能耐受的症状性阵发性房颤患者。

可把房颤消融术作为一线治疗方案的患者包括以下 3 类。

1. 反复发作、症状性阵发性房颤患者，使用Ⅰ类或Ⅲ类抗心律失常药物之前，导管消融可作为一线治疗。

2. 症状性持续性房颤患者，使用抗心律失常药物治疗之前，权衡药物与导管消融风险及疗效后，射频导管消融术可以作为一线治疗。

3. 对于职业运动员，考虑到药物治疗对运动水平的影响，射频导管消融术可以作为一线治疗。

把房颤射频导管消融术作为一线治疗方案就意味着这些患者不需要先尝试药物治疗，对他们而言，尽快行房颤射频导管消融术的获益（这种获益通常是疗效、安全性、费用、生活质量等多个因素的综合考量）要优于"先尝试药物治疗，药物治疗失败后再选择房颤射频导管消融术"的方案。

除此之外，对于以下房颤患者，房颤射频导管消融术也是值得推荐的、比较适合采用的：

1. 症状性持续性房颤患者，使用抗心律失常药物治疗后无效或不能耐受者，射频导管消融术可作为合理选择。

2. 伴有心衰、肥厚型心肌病、年龄＞75岁的房颤患者，在应用抗心律失常药物之前或之后均可考虑行射频导管消融术，但须慎重权衡射频导管消融术风险及疗效。

3. 伴有快慢综合征的房颤患者，射频导管消融术可为合理治疗选择。

4. 对于症状性、长程持续性房颤患者，无论之前是否接受过抗心律失常药物治疗，权衡药物与射频导管消融术风险及疗效后，均可行射频导管消融术。

5. 对于一些无症状阵发性或持续性房颤患者，权衡射频导管消融术风险及疗效后，均可行射频导管消融术。

6.存在抗凝药物治疗禁忌的房颤患者选择射频导管消融术。

需要特别强调的是，房颤射频导管消融术的选择需充分考虑到术者及所在中心的经验、患者的风险／获益比、影响房颤成功转复和维持窦性心律的影响因素，以及患者的意愿。

总而言之，房颤射频导管消融术虽好，但并非每一个房颤患者都适合，也并非每一个医生都擅长。为了确保治疗效果和安全性，请大家务必选择正规的医院，与专业的、有经验的医生充分沟通，先评估房颤射频导管消融术是否适合自己，然后再决定是否选用它。

Q: 做消融治疗前为什么要做经食管超声心动图？

房颤时血液在左心房中滞留，容易形成血栓，如果做消融治疗时左心房存在血栓，那么在左心房中操作的导管可能会造成血栓脱落引起脑梗，另外消融后房颤转为正常心律、心房恢复规律收缩也会增加血栓脱落的风险。食管离左心房最近，经食管超声心动图可以更清晰地显示左心房中有无血栓，因此，做消融治疗前需要做经食管超声心动图明，如果已经存在心房血栓即为消融治疗的禁忌证，需要先服用抗凝药物把血栓"溶解"后再考虑行消融治疗。

Q: 射频消融怎么做？

射频消融治疗是通过高频放电使局部组织凝固性坏死，从而达到治疗疾病的目的。射频消融是一种以高频、低功率的双极方式释放电流，在导管头部心肌局部组织产生阻抗热效应，使局部心肌细胞脱水、变性，形成范围小、边界清晰的圆形或椭圆形凝固性坏死。射频消融不会破坏周围正常组织，不会产生气泡和破坏血细胞。由于射频消融频率高，不刺激神经细胞纤维，对心律失常影响较小，左心室功能也不会受其影响，所以常用于治疗各种心律失常，如房室折返性心动过速、房室结折返性心动过速、房性心动过速、室性心动过速、心房颤动、心房扑动等。

射频消融是在血管造影机的监测下，通过穿刺股静脉或锁骨下静脉，将电极导管插入心脏的介入性技术。做射频导管消融术时，需先通过电生理检查确定心律失常异常结构的位置，然后在异常位置释放一高频电流，这时会在很小范围内产生较高温度，利用热效能使局部组织水分蒸发、干燥坏死。射频导管消融术痛苦小，不需要全麻，是治疗快速心律失常最常用的方法。

Q: 做房颤射频导管消融手术会疼吗？

目前射频导管消融术是阵发性房颤一线治疗方案，采用微创介入手术，患者全程清醒，还有不开胸、伤口小、安全性高、并发症少、恢复快等优势，结合人工智能技术高效消融，采用高功率短时间进行消融，手术时间缩短至 1 小时左右，术后 8 小时即可下床活动，2～3 天即可出院。关于疼不疼，不同患者的反应差别比较大。目前来看，因为手术过程中会给予镇痛药物，大部分患者对疼痛是可以耐受的。如果疼痛明显，术中和手术医生沟通后，疼痛药物可以加量。对于实在不能耐受的患者，可以在全麻下进行手术。

Q: 冷冻消融怎么做？

冷冻消融是另一种治疗快速心律失常的方法。与射频消融相反，它通过释放低温（通常为 –70 ～ 40 ℃）使局部心肌内产生冰晶。由于水分子由液态水变为冰后体积明显增加，局部心肌细胞内外形成冰晶、细胞崩裂导致细胞死亡。冷冻消融开始于 20 世纪 80 年代。首先采用低温标测（– 40 ℃）寻找病灶。一旦确定了真正的病灶点后，才将导管黏附在病灶处进行更加低温的彻底消融治疗。因此，它有"后悔药"可吃。对某些关键部位或危险部位点的消融提供了一种安全的方式，但耗时较长。另外，冷冻导管的设计不断改进。针对不同类型心律失常设计出不同类型的冷冻消融导管，使得手术时间大大缩短。例如，冷冻球囊导管能大大缩短冷冻消融治疗心房颤动的时间和医生的学习曲线。因此，冷冻消融治疗逐渐被广泛应用于临床，成为替代射频消融治疗最常用的、最安全的消融治疗方法。

Q: 做房颤冷冻消融手术会疼吗？

房颤冷冻消融是房颤消融治疗方法之一，通常需要 1 ～ 2 小时的时间，多数患者能够很好配合。和射频消融相比，冷冻消融时患者疼痛感觉更轻，耐受性更好，一般不需要在全麻下进行。

Q: 患者选择射频消融还是冷冻消融？

射频消融和冷冻消融是房颤的两种手术方法，各有利弊。

射频消融用于手术治疗的时间更早，经验更多。该手术主要优点是治疗范围更为全面，适用于各种类型的房颤（比如阵发性房颤、持续性房颤、永久性房颤）及房颤合并其他心律失常（比如房扑、阵发性室上性心动过速、室性期前收缩等），手术费用也相对便宜些。此外，目前高级的三维电解剖标测系统对患者而言术中需要接受的放射曝光时间和剂量明显减少；但是对手术医生的手术技术要求更高，换言之，医生掌握射频消融的技术门槛相对更高一些。

相对而言，冷冻消融能治疗的疾病范围偏窄，只适合病史比较短的阵发性房颤或持续性房颤，而且一般就只适合肺静脉起源的房颤；手术时间会稍短一些；但目前的冷冻技术对患者而言需要接受稍多的放射性照射，费用也略偏贵。

一般情况下，医生会根据患者的身体条件、意愿、合并疾病等为患者选择最合适的手术方式。

Q: 做消融治疗能治好房颤吗?

射频导管消融术对于房颤有显著的治疗效果，绝大多数房颤的患者可以应用射频导管消融术来进行治疗。射频导管消融术的成功率也是非常高的，一般可以达到60%～90%，如果单次射频导管消融术无法纠正房颤，或者射频导管消融术后房颤复发，仍然可以再次进行射频导管消融术，成功率也会进一步提高。在临床医学上，通过射频导管消融术，是可以帮助治愈房颤的。射频导管消融术治疗后，有80%以上的人，在随访观察中房颤没有复发。而对于持续性房颤的患者，射频导管消融术治疗后，60%～70%的患者也未再出现复发。

对于房颤，应用射频导管消融术能够有显著的治疗效果。此术对于绝大多数房颤的患者有明显的优势，但是并不代表所有的患者都能够被彻底治愈。射频导管消融术通常是比较安全的手术，但也会存在一定风险，例如会导致房室传导阻滞、血栓形成、心脏压塞和局部血管出血等情况。因此，在进行手术后必须严格卧床，在穿刺部位进行压迫止血，术后继续服用抗凝药，定期进行复查。

Q: 房颤消融治疗后还需要到医院复查吗？

消融手术对于房颤有显著的治疗效果，绝大多数房颤患者术后可以恢复正常心律，但是并不代表所有的患者能够被彻底治愈，所以房颤消融治疗后患者还需要到医院定期进行复查，判断手术是否成功。判断房颤消融治疗是否成功需要在手术后 3 个月，因此术后 3 个月应到医院完善心电图、动态心电图、超声心动图等评估心脏情况；另外，因为术后还需要服用抗凝药物和其他药物，医生还会检查凝血情况和肝肾功能等评估有无药物不良反应。之后，还需要定期（一般 3 ～ 6 个月）到医院复查心电图或动态心电图了解心律情况。

Q: 消融治疗后为什么还需要吃抗凝药？

无论是射频消融，还是冷冻消融，术后均需服用至少 3 个月的抗凝药物。其原因有二，第一，消融后会对左心房心内膜面造成损伤，损伤后的心内膜容易形成血栓，因而需要进行抗凝治疗预防血栓的发生；第二，部分房颤患者，术后仍会出现房颤复发的情况，房颤复发后存在血栓栓塞的风险，因而需要抗凝治疗。

Q: 如何预防房颤?

想要预防房颤疾病，患者应该要做到以下几点。

1. 患者需要定期前往医院体检，如果有心脏病或其他疾病，应该积极地配合医生治疗，避免疾病进一步的发展。

2. 患者平时需要摄入健康的饮食，避免吃辛辣刺激性的食品，避免大量饮酒，合理补充膳食纤维，需要均衡饮食。

3. 患者平时应该谨慎地服用药物，因为部分感冒及咳嗽药物，可能是会触发心跳加快的兴奋剂。

4. 患者还需要合理安排作息时间，可以适当进行活动，保持平和的心态，不要过度焦虑、紧张。

5. 控制糖尿病、肥胖、慢性肺病、睡眠呼吸暂停综合征等危险因素。

6. 积极治疗冠心病、风湿性心脏病、心力衰竭、心肌病、甲状腺功能亢进等原发病。

7. 左室射血分数下降的心衰患者和高血压患者可以用 ACEI 或 ARB 预防新发房颤。心脏搭桥术后患者可以用他汀类药物预防新发房颤。

其实在房颤发生前，心房基质的变化已经开始，一旦房颤发生，上游治疗的作用非常有限，目前尚未出现可靠的能够逆转房颤的药物。因此，治疗房颤不仅要见招拆招，更重要的是追本溯源，未雨绸缪，在房颤来袭前，就应该积极预防，做好准备，防患于未然!

Q: 房颤都一年没犯了，还需要吃药吗？

房颤又叫心房颤动，是一种常见的心律失常，是指心房失去了正常节律，代之出现的快速无序的颤动波，心房电活动出现了严重的紊乱。房颤不仅影响患者的生活质量，严重者还容易发生血栓栓塞、心脏衰竭等并发症。药物治疗房颤的主要目的是恢复正常窦性心律及心率，防止血栓，预防发生脑卒中。治疗期间要定期复查，严格遵医嘱用药，切勿私自减量及停止用药，因为房颤的不规律跳动极有可能形成血栓，血栓一旦发生脱落，进入到脑血管会发展成脑梗死，进入到下肢的血管容易形成下肢静脉栓塞，而血栓进入肺动脉，就会造成肺栓塞，甚至危及生命。

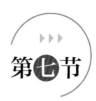

第七节

室速

Q: 什么是室速?

起源自心室的心动过速叫作室速，在心电图上表现为持续出现的宽大畸形的 QRS 波，室速患者多数伴有心脏结构异常，患者可感觉到心悸、胸闷等症状，严重者合并头晕、黑蒙甚至猝死。

Q: 室速会有什么症状?

室速的症状主要取决于室速发生时心室率的快慢、持续时间，如果室速发生时心律不是太快、持续时间不长，可能只感受到心慌、胸闷、憋气或者是心跳的不规整感；如果心跳过速，超过 180 次 / 分，甚至超过 200 次 / 分，那么可能会发生出汗、头晕、眼前发黑、晕倒甚至有可能危及生命；如果室速持续时间过长，或患者本身心脏基础功能较差，也可能使症状比较严重。

Q: 哪些人更容易出现室速?

约 90% 的室速发生于存在器质性心脏病的患者，常见的易出现室速的原因有心绞痛、急性心肌梗死、心脏瓣膜病、心肌病、心力衰竭、药物中毒、严重的电解质紊乱等，因此本身有心脏疾病的患者发生室速的风险更高。另外，一些遗传性心脏疾病也会以室速为主要表现，比如长 QT 综合征、肥厚型心肌病等，如果家族中一级亲属存在这样的心脏疾病，或者有不明原因的晕厥或者猝死，也需警惕室速的发生。

Q: 发现室速后还应该进行什么检查？

发现室速后，还需要做两方面的检查。一方面需要评估室速发生的频率和严重程度，通常会选择做动态心电图或长时程动态心电图；另一方面需要全面细致的检查寻找室速发生的原因，包括电解质、血常规、肝功能、肾功能、心肌损伤标志物、超声心动图、冠脉评估，必要时还需要做心脏磁共振、基因检测、电生理检查等。

Q: 发现室速应该如何治疗？

发现室速后，首先需要评估患者的血流动力学情况，如已经合并低血压、头晕及晕厥等血流动力学不稳定的症状，应及时电复律。如血流动力学稳定，可采用药物复律，如胺碘酮、普罗帕酮等。另外，对于室速的患者，需要进行血常规、生化等抽血化验检查，以及心脏超声检查，评估心脏结构和功能。转为窦性心律后，补充钾、镁等电解质，稳定心功能，对于预防室速发作，有重要作用。持续性室速的患者，伴有器质性心脏病，需要植入ICD，植入 ICD 后仍反复发作的单形性室速，可进行射频导管消融术，根治或减少室速发作，改善患者生活质量。

自动体外除颤器（AED）

Q: 什么是室颤?

室颤是心室颤动的简称，发生室颤后，心电图上 QRS 波消失，代之以杂乱无章的颤动波，患者会立刻出现心脏骤停、意识丧失和阿斯综合征等表现。室颤是导致猝死的重要原因，及时的除颤治疗，是抢救的关键。

Q: 公共场所放置的 AED 是什么?

AED 全称自动体外除颤器，是设计给非专业人员在公共场所抢救心搏骤停患者生命的急救利器。AED 内置分析程序，可自动检测心搏骤停者的心率，使用者只需要根据录音提示，接通电源，按动放电按钮，机器就可完成心电图自动分析，如果是可除颤心律，AED 会自动充电并实施电击，终止致死性心律，使心脏有机会恢复正常跳动。

在公共场所发生心搏骤停这类危及生命的事件时，如果周围的目击者可以正确使用 AED 并配合实施心肺复苏，能极大地提高院前抢救效果，达到挽救生命、减轻伤害的目的。

AED 的使用方法如下。

1.开机。因为 AED 品牌不同，有些 AED 开机需要按开关键，有些 AED 打开盖子自动开机。

2.开机之后，AED 会自动进入语音提示。按语音提示取出除颤电极片，并撕下电极片塑料衬底，将电极片粘贴至患者胸部适当位置上。通常而言，两块电极板分别贴在右胸上部和左胸左乳头外侧，具体位置可参考电极板上的图片说明。

3.AED 自动进入心律分析。AED 会通过采集到的心电图智能分析患者是否为可除颤心律，分析之后，AED 会自动提示"建议电击"或者"不建议电击"。

4.如提示建议电击，AED 会自动充电，并在充电后闪烁放电按钮，在提示周围人群"不要接触患者"后，尽快按下放电键。如提示不建议电击，AED 不会充电，按照 AED 提示继续做心肺复苏。

Q: 遇到什么情况需要使用 AED？

当看见身边有人晕倒、确认失去意识和无自主呼吸状况的时候，一边进行心肺复苏，一边请周围的人拨打 120 并立即寻找附近是否有 AED，取下 AED，根据语音提示对患者进行急救。AED 会自动分析心律是否需要除颤并自动充电、实施电击，这可能会在抢救的"黄金 4 分钟"内挽救宝贵的生命。

Q: 发现有人倒地，我应该怎么做？

1.当发现有人倒地时，首先要对其进行基础生命体征的评估，要判断意识、呼吸等。

①意识判断：发现有人晕倒后，拍打肩膀，并呼叫"喂，喂，你还好吗？"，观察有无应答。

②呼吸判断：观看其胸廓是否有起伏，无起伏表示呼吸停止。

③心跳判断：可以触摸颈部动脉（喉结旁开两指），确认是否有搏动；对于非专业人员可以不用判断心跳，直接进行下面的抢救。

2.判断确定为呼吸心脏骤停后，立即进行心肺复苏。

①快速向周围人群呼救，请周围人群立刻拨打120。

②徒手进行胸外按压和人工呼吸：按压部位（成人）位于胸骨中下1/3交界处，按压时将双手掌根置于按压处，手指不接触胸壁。按压时双肘须伸直，垂直向下用力按压，按压频率为100～120次/分，下压深度5～6 cm，每次按压之后应让胸廓完全恢复。心脏按压30次后，给予2次人工呼吸（也可不做人工呼吸，坚持用力按、快快按、不停按）。

③如果现场有AED，可以按照AED语音对患者进行除颤。除颤后如果没有恢复意识，应继续进行心肺复苏，等待急救车到来。

Q: 为什么会出现室颤？

室颤是最严重的心律失常，是心脏性猝死的主要原因，此时心脏丧失了整体收缩功能，脑组织供血处于完全中断状态，如果抢救不及时会危及生命。出现室颤多是因为存在心脏基础疾病或其他疾病，比如急性心肌梗死、心肌病、心力衰竭、房室传导阻滞、遗传性心律失常等；另外严重的电解质紊乱，比如低钾血症或者高钾也会引起室颤的发作；某些药物作用，如奎尼丁、洋地黄等药物的中毒；还有一些外界环境的影响如触电、雷击、溺水等也可能诱发室颤发作。

Q: 室颤经抢救恢复后，还需要其他治疗吗？

室颤抢救成功后仍然有较高的复发率，仍然存在危险，因此还需要继续治疗避免复发、降低心脏性猝死的风险。首先需要寻找室颤发生的原因，比如急性心肌梗死、心力衰竭、严重的电解质异常等，需要针对这些原发疾病进行相应的治疗，以降低患者再次发生室颤的风险。其次，有些室颤的幸存患者其原发疾病并不能完全根治，比如心力衰竭、心肌病、遗传性心律失常等，这些患者发生心脏性猝死的风险极高。医生会评估室颤抢救成功患者的复发风险，对部分患者会建议在体内植入一个除颤器，称为植入式心脏复律除颤器（ICD），这个机器会在患者发生室颤时自动识别并给予电击治疗，挽救患者生命。

Q: 怎么能提前知道自己有发生室颤/心脏性猝死的风险？

室颤/心脏性猝死通常发生在有器质性心脏病的患者，最常见的病因是急性心肌梗死、心力衰竭、心肌病等。如果存在这些基础疾病，应该到医院进行针对性的评估来判断发生心脏性猝死的风险，比如完善冠状动脉评估、超声心动图检查、动态心电图检查等，必要时还应进行心脏磁共振、电生理检查。另外，如果家族中一级亲属发生了室颤/心脏性猝死，那么有必要到医院进行相关危险因素的筛查，甚至需要做基因检测除外遗传性心律失常疾病。

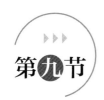

传导阻滞

Q: 心电图发现右束支传导阻滞，需要治疗吗？

做心电图发现右束支传导阻滞，大部分都是正常情况。如果做心脏超声检查发现没有心脏结构和功能异常，没有症状，没有冠心病，则一般不需治疗，特别是年轻人，右束支传导阻滞很常见。如果有心脏肥厚、心脏扩大、心功能不全、冠心病等，则需要对因治疗。

Q: 心电图发现左束支传导阻滞，需要治疗吗？

如果在心电图上发现左束支传导阻滞，不要太过于担心。如果心率正常，进一步检查心脏彩超，如果也正常，没有活动后胸闷、胸痛、气喘症状，一般不需要治疗。但应定期追踪，尤其是在原发病进展时，更应注意左前分支阻滞的程序及是否进展为双束支传导阻滞或三分支阻滞。建议可以进一步检查，比如 24 小时动态心电图、心脏彩超，如果没有器质性心脏病，常常不需特殊治疗，但要定期复查心电图。

Q: 什么是房室传导阻滞？

正常情况下，心脏的激动能够从心房传导至心室，从而使得房室顺序收缩。当心房到心室的传导出现障碍之后，叫作房室传导阻滞。根据程度可分成一度、二度和三度房室传导阻滞，根据部位可分成房室结阻滞和希氏束及以下阻滞。

Q: 什么是一度房室传导阻滞？需要治疗吗？

一度房室传导阻滞是指心房到心室的传导速度延缓，但每一次心房激动都可以传导到心室，通过心电图或其他心电记录可以进行诊断。一度房室传导阻滞是否需要治疗，取决于心律的情况及传导阻滞的严重情况。首先应该寻找有无引起房室传导阻滞的病因，比如服用了减慢房室传导的药物、电解质紊乱、心肌炎、心肌缺血，都会造成房室传导速度的减慢，需要积极地进行纠正，从而缓解传导阻滞。如果没有明确的病因或诱因，房室传导阻滞又没有造成严重的心动过缓和临床症状，可以不必治疗，定期复查心电图以监测房室传导阻滞的病情有无进展。但极少数一度房室传导阻滞患者存在胸闷、憋气或心慌症状，那就需要进行积极的干预和治疗。

Q: 所有的房室传导阻滞都需要植入起搏器吗？

不是所有的房室传导阻滞都需要植入起搏器，对于二度Ⅱ型房室传导阻滞、高度房室传导阻滞和三度房室传导阻滞，出现心脏停搏和猝死的风险高，需要植入心脏起搏器。对于一度房室传导阻滞和二度Ⅰ型房室传导阻滞，常不需要植入起搏器，但一度房室传导阻滞 PR 间期过度延长 > 300 ms，或二度Ⅰ型房室传导阻滞伴心动过缓相关症状时，也需要植入起搏器进行治疗。

第十节

心脏起搏器

Q: 基础心跳较慢，说明身体很棒吗？

这种说法是片面的、不科学的。

经常锻炼的人，心脏收缩变得有力，表现为每次心跳可以搏出更多的血液。一般情况下，我们每次心脏的跳动，可以搏出 60 ～ 75 mL 的血液，医学上称为每搏量，一分钟内心脏射出的血量，即心输出量 = 每搏量 × 心率（每分钟心跳的次数）。如果每分钟的心输出量是个固定数值的话，经常运动的人因为心肌收缩有力，每搏量是高于一般人的，因此经常运动的人，只需要低于一般人的脉搏数，即可实现相同的每分钟心输出量。从这个角度来说，经常运动的人，基础心跳会慢于一般人。

但是心跳的慢是有限度的，例如当您的心跳慢到一定程度时，即使您的每搏量通过锻炼是提高的，但两者的乘积仍然有可能低于正常的心输出量，这个时候心脏射出的血液，不能满足机体的需要，就会生病出现各种不舒服。常见的有脑缺血相关的记忆力减退、头晕，以及全身乏力、胸闷等症状，甚至黑蒙、晕倒。

一般情况下，清醒状态下心率 < 45 次 / 分，或者我们运动

时心率不能＞ 90 次 / 分，并且同时伴有刚才提到各种症状，应该及时就诊。

Q: 心跳慢，什么情况需要植入起搏器？

心动过缓是否需要植入起搏器最主要是与心动过缓是否影响患者生活质量及相应指标有关。心动过缓影响生活，如经常出现头晕、晕厥、周身乏力；心动过缓的其他指标，如动态心电图发现清醒状态下最慢心率＜ 40 次 / 分，平均心率＜ 45 次 / 分，需要考虑植入起搏器。检测心跳过慢的方法较多，患者自己数脉搏低于 50 次 / 分，需到医院由专业医生检测，通过心电图检查是否心动过缓，如果有疑问可以做 24 小时动态心电图进一步确诊。

Q: 什么是心脏起搏器？

心脏的跳动是由心脏的总指挥窦房结发出电信号，进而这些电信号经心脏特有的电路，传到心房、心室引起心脏的收缩。即心脏是先有电，才会有心脏的收缩。当心脏的总指挥窦房结出现问题（不能发出电信号），或者沿途的电路出现问题（不能传递电信号）时，心脏搏动就会出现问题，表现为间歇性停搏，或者持续性心动过缓。

心脏起搏器是一种植入体内的模拟正常心脏电信号发出、传递的装置，心脏起搏器可以修复、取代发生病变的心脏电路系统，从而恢复、维持心脏正常的跳动（图 1）。

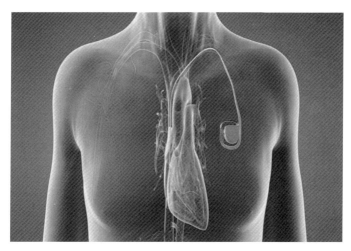

图 1 心脏起搏器

Q: 什么是单腔、双腔起搏器？

起搏器根据电极导线植入体内心腔的数目，分为单腔起搏器和双腔起搏器（图 2）。

如下图，植入一根电极导线起搏一个心腔的称为单腔起搏器，根据导线植入的部位又分为心房单腔起搏器和心室单腔起搏器；植入两根电极导线进入两个心腔的称为双腔起搏器。

临床应用上，双腔起搏器可以模拟正常的心脏电路系统，更符合正常的生理状态，因此，是目前安装最多的起搏器类型。对于一些特殊的患者，比如长期慢性房颤的患者，心房的电信号处于持续紊乱状态，这时候安装心房电极导线意义不大，会选择植入心室单腔起搏器。

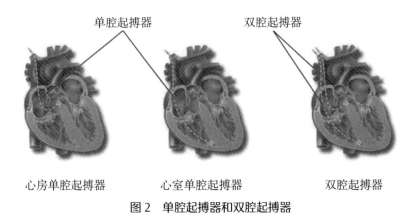

图 2　单腔起搏器和双腔起搏器

Q: 心脏起搏器是如何植入的?

　　传统的心脏起搏器包括脉冲发生器和电极导线两部分，脉冲发生器放置于皮下，胸大肌的表面；电极导线通过锁骨下静脉沿上腔静脉，进入右心房/右心室。而后将电极导线和皮下的脉冲发生器相连接，即构成了完整的起搏系统，发挥心脏起搏器的起搏和感知功能。电极导线包括主动电极导线和被动电极导线，主动电极导线利用其头端的螺旋状结构主动固定到心房和心室肌的心内膜面，被动电极导线利用其头端的羽翼状结构钩挂到心房和心室的肌小梁内。

Q: 植入心脏起搏器会感觉疼痛吗?

　　心脏起搏器手术时间，一般需要根据具体情况分析。如果是普通起搏器，即单双腔起搏器，熟练程度较高的术者一般在 1 小时内可完成。治疗心衰的三腔起搏器植入时间影响因素较多，需要结合患者病情、心功能情况、有无血管畸形及解剖畸形等，一般来说可能需要 2 小时以上的操作时间可以完成。大部分的心脏起搏器植入手术会进行局部麻醉，在麻醉后基本不会有太多疼痛的感觉，少部分患者全身麻醉。

Q: 心脏起搏器植入手术有什么风险吗？

心脏起搏器的植入是一个相对而言非常安全、常规的手术方式，属于微创手术治疗，手术风险主要包括以下几类。

1. 血管穿刺风险：植入心脏起搏器的第一步需要穿刺腋静脉或锁骨下静脉，通过静脉入路将起搏器电极放置到心脏中，穿刺过程中可能导致局部血肿、气胸等。

2. 心肌穿孔风险：因为心脏电极需要在心肌内膜进行固定，如果操作过于粗暴或者患者心肌变薄，可能会出现电极穿透心肌，导致心脏穿孔。

3. 囊袋感染风险：患者体质弱、抵抗力低下，如恶性肿瘤、长期使用激素或免疫抑制剂，可能影响手术后切口愈合，甚至出现囊袋内积血、积液、感染、破溃等风险。

4. 其他风险：心脏起搏器植入术后远期，部分患者会出现起搏功能不良、导线断裂、电池故障、起搏器故障等比较罕见的并发症。

以上这些手术风险发生比例极低，且在发生后通常可经过合适的处置来解决，因此不需要太过担心。对于特殊的患者，可能发生某一类并发症的风险较高，医生会针对具体的情况进行充分的交代和术前准备。

Q: 起搏器植入后多久能下地活动？

安装起搏器以后，一般仅需要平躺 4 ～ 6 小时后即可下地活动。目前起搏器植入多选择主动固定电极，电极脱位的可能性极低，因此不再需要长期卧床。同时，为了避免长期卧床发生的下肢静脉血栓风险，也鼓励患者术后尽早下地活动。对于特殊的患者，如囊袋出血较多或存在临时起搏器的患者，具体的卧床时间需听从医生的建议。

Q: 起搏器患者都不能做磁共振检查吗？

心脏起搏器是否可以做磁共振检查需要根据起搏器的类型，以及磁共振的类型进行判断。首先对于心脏起搏器来说，分为具有抗磁共振功能起搏器和不具抗磁共振功能的起搏器。如果具有抗磁共振功能，患者可以做磁共振，其次对于抗磁共振来说包括 1.5 T、3.0 T 的磁共振，对于抗 3.0 T 磁共振的起搏器，对植入性材料的要求程度较小。目前大多数的磁共振是用 3.0 T 磁共振，大部分起搏器可以用于磁共振检查，但是建议患者在磁共振检查前咨询起搏器植入的相关医生，询问其型号，来明确是否可以进行磁共振相关检查，最好是可以提供起搏器厂家及由厂家提供相关信息。

为保证检查的安全性，通常需要确认以下几点。

1. 对患者进行逐一的风险获益评估。

2. 确保可迅速获得心肺复苏抢救物品，尤其是具有临时起搏装置和熟练的医生。

3. 磁共振前检查起搏器功能。

4. 检查时务必有心脏专家在场，并由其决定是否事先重调起搏器。

5. 为避免 ICD 意外除颤，必须事先关闭"治疗"功能，并程控 ICD 起搏模式为非同步。

6. 检查过程需一名助手在场或有连续通话系统，与患者保持语音联络。

7. 全过程动态监控患者情况。

8. 检查过程如果一切正常，则继续检查，否则立即停止，并迅速离开磁共振室同时开展紧急抢救。

Q: 心脏起搏器植入后可以终身使用吗？

心脏起搏器可以分成临时起搏器和永久起搏器，永久起搏器能够使用比较长的一段时间，但不是终身使用，间隔 6 ～ 10 年（目前大多可用 10 年以上），起搏器电池耗竭后，需要更换起搏器，更换起搏器时只需更换脉冲发生器，如无特殊，无须更换电极导线。

Q: 心脏起搏器患者可以使用手机吗？

心脏起搏器患者可以使用手机，一般不会影响到起搏器功能。但需避免将手机放置于起搏器囊袋的正上方，以免造成误感知。除此之外正常使用手机的动作，对起搏器的感知和起搏功能，均不会造成不良影响。

Q: 心脏起搏器患者还可以进行运动吗？

若患者存在单纯的心动过缓，包括病态窦房结综合征、传导阻滞，患者的心率较慢，无法满足剧烈运动时的要求，所以在安装前应避免运动。在安装起搏器后患者的心率得到提升，而且目前大多数起搏器具有频率应答功能，可以根据患者的运动程度相应增加起搏次数，从 60～150 次 / 分不等，更符合运动时的生理状态，因此这些患者术后可以进行正常的运动。

若患者在缺血性心肌病、冠心病等基础上安装起搏器，则需要根据基础疾病的情况来判断患者是否可以进行运动，需听从医生的建议，必要时可以到医院完善心肺运动试验来评估可以耐受的运动量。

Q: 心脏起搏器植入后还需要到医院进行定期检查吗？

起搏器在植入之后，患者是有必要定期进行检测的，一般需要前往医院程控门诊，进行相应的检测和调整。起搏器植入后的定期检查可以了解患者治疗的效果且关注疾病的变化，评价起搏器工作是否正常，及时发现和处理起搏器相关的异常情况，同时了解起搏器是否处于最佳工作状态，使患者得到最优治疗。因此建议患者在术后定期前往医院复查，避免出现起搏器功能不良或障碍的情况。

Q: 无导线起搏器与普通起搏器有什么不同？

无导线起搏器是指经导管直接植入心腔内的起搏器，不需要皮肤切口、埋藏于皮下，也不需要电极导线，体积很小、外形类似于大的胶囊，因此也被称作胶囊起搏器。通过患者股静脉穿刺，经导管把无导线起搏器植入右心室的肌小梁中。它和普通起搏器的区别是体积小、重量轻，手术不需要导线植入，无须切开皮肤，避免了感染风险（图3）。

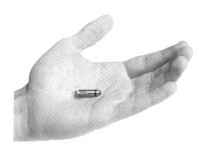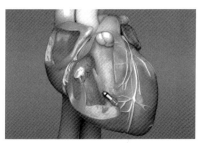

图 3 无导线起搏器

Q: 无导线起搏器植入后可以终身使用吗？

目前无导线起搏器同普通起搏器一样，由于本身电池寿命是有限的，因此起搏器都是存在一定的使用年限。起搏器的使用年限取决于起搏器的能耗，能耗低，使用时间长；能耗高，使用时间相对短。比如，起搏器是通过发放电信号引起心脏跳动的，那么需要触发心脏跳动的电信号能量越低，起搏器就越节能；又比如，起搏器发放电信号的频率越低，起搏器能耗也会越少。比如一个患者心脏偶尔停搏，起搏器大多数只处于监控状态（耗能少），仅在心脏停搏的时候才发放电信号；而另一个患者需要持续的心脏起搏，那么第一个患者的起搏器使用时间就会长于第二个患者。

目前的起搏器，无论是传统起搏器还是胶囊起搏器，工作寿命大多数在 10 年以上。

▶▶▶

第十一节

心脏植入式复律除颤器（ICD）

Q: 预防猝死的终极利器——ICD

心脏植入式复律除颤器是快速识别恶性心律失常并自动放电除颤，预防心脏性猝死最为有效的治疗措施。

简单地说，就是把体外除颤器（图 4）微型化（图 5），可以像起搏器一样植入体内。

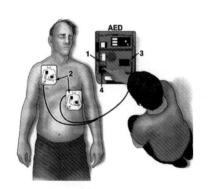

图 4　体外除颤器

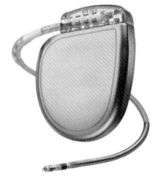

图 5　微型化除颤器

Q: 哪些患者需要植入 ICD?

ICD 的植入可以分成一级预防和二级预防，一级预防是指对未发生过持续性室速和室颤等恶性心律失常事件的患者

植入 ICD，进行猝死预防，一级预防的患者，EF 值明显降低
（＜35%），潜在发生恶性心律失常事件和猝死的风险很高；二
级预防，是指对已经发生过室速和室颤的患者，进行猝死预防，
这些患者在发生过室速和室颤后，再次发生的风险极高，因而需
要植入 ICD，避免再发室速、室颤造成的猝死。

Q: ICD 植入术后需要注意什么问题?

　　ICD 植入术后，短期内需要注意伤口的愈合情况，它比普通
起搏器，体积更大，对囊袋制作的要求更高。平时需要注意远离
强磁场区域，以免造成 ICD 的起搏和感知功能障碍。患者需要
长期规范服用控制基础疾病和室速的药物。在发生 ICD 放电后，
需要到医院及时就诊，明确放电原因，进行针对治疗。另外，需
要定期程控随访，监测 ICD 电池电量，出现电池耗竭后，及时
更换。

第十二节

三腔起搏器（CRT）

Q: 三腔起搏器和 CRT 是一回事吗？

三腔起搏器是 CRT 的俗称，又叫作心脏再同步化装置，包括带有除颤功能的 CRT-D 和不带有除颤功能的 CRT-P，这主要是具有心力衰竭治疗作用的起搏器。三腔起搏器的名称，还是采用前面提到的单、双腔起搏器的命名法则，即在心脏的不同心腔（右心房、右心室、左心室），共植入了 3 根电极导线，因此被称为三腔起搏器（图 6）。

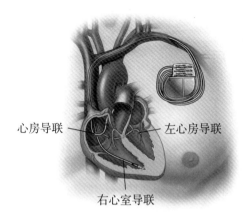

心房导联　　　　　　　　　　左心房导联

右心室导联

图 6　三腔起搏器

三腔起搏器比双腔起搏器多了一根左室电极导线。因此三腔起搏器不仅具有双腔起搏器房室同步（即先心房跳再心室跳）的功能，同时还能调整右心室、左心室工作的同步性，从而改善心衰患者的心脏功能。

Q: 哪些患者需要植入 CRT？

对于慢性心衰患者，经指南推荐的药物治疗 3 个月后，如心功能仍然在 II 级以上，EF 值低于 35%，则需要评估有无 CRT 植入指征。窦性心律，左束支传导阻滞，QRS 波宽度 > 150 ms 时，属于 CRT 植入的 I 类指征。如为非左束支传导阻滞，但 QRS 波宽度 > 150 ms 时，为 CRT 植入的 II a 类指征。简单来说，对于 QRS 波增宽，药物治疗效果不佳的心衰患者，都需要进一步评估有无 CRT 植入指征。对于伴房颤的心衰患者，如果心室率控制不佳，不论 QRS 波是否增宽，均可考虑植入 CRT 并进行房室结消融。

Q: 植入 CRT 后还需要服药治疗心力衰竭吗？

心衰需要进行综合性治疗，包括患者自我管理、药物治疗和 CRT 治疗等。CRT 治疗只是心衰治疗的一环，药物治疗需要贯穿心衰治疗的始终。CRT 植入并不是根治了心衰，还需要配合规范的药物治疗，持续地把患者的心功能维持在一个稳定的状态。因此 CRT 植入后，药物治疗也不能废弃。

Q: 单腔、双腔、三腔起搏器中是不是三腔起搏器最好呢?

简单说，单腔、双腔起搏器主要是为了治疗慢性心律失常的；而三腔起搏器，主要是治疗心衰的：对于特定的心衰患者，三腔起搏器通过改善心脏左右心室的同步性，来治疗心衰。

总的来说，并不能简单笼统地认为，三腔的起搏器优于双腔，双腔的起搏器优于单腔。不同的患者朋友，病情不同，适合他们的起搏器也不同，应根据具体的情况，选择合适的起搏器。

Q: CRT 植入手术后需要到医院进行定期检查吗?

植入 CRT 的患者，都是慢性心力衰竭的患者，手术后需要到医院进行定期检查，主要关注以下两方面：

1. CRT 起搏器需要使心脏恢复再同步，需要心房、左心室、右心室之间达到最佳的协同工作，才能发挥最大的治疗心衰的作用。因此要定期监测起搏器电极的各项参数，包括起搏器程控的各项参数、起搏的功能是否正常。

2. 评估心力衰竭的病情，包括日常的活动量、症状变化、服药情况，完善相应的化验检查如肝肾功能和各项生化指标、心衰指标，定期复查超声心动图评估 CRT 治疗效果。

▶▶▶ 第三章

冠心病

浅谈冠心病

Q: 冠状动脉有狭窄就是得了冠心病吗?

不一定。

我们常说的冠心病其实是"冠状动脉粥样硬化性心脏病",是由于心脏冠状动脉中"垃圾"堆积过多,导致血管狭窄影响血流造成的。但并不是说,冠状动脉有狭窄就是冠心病。冠心病的诊断主要依靠影像学检查,比如冠脉 CT(CTA)或冠状动脉造影。根据检查结果显示,50% 以下的冠脉狭窄还不能称为冠心病,可诊断为冠状动脉粥样硬化症。狭窄程度 > 50% 才考虑诊断为冠心病,此时,机体在激动、劳累等情况下无法代偿会出现以胸痛为主要表现的各种临床症状。其中,心绞痛是最为典型的症状,这种疼痛类似石头压在胸部,透不过气的压抑与恐惧感。

Q: 为什么得冠心病的男性比女性多?

由于更年期前雌激素对血管的保护作用,与男性相比,女性发病率较低,发病时间较男性延迟 10 年左右。从日常生活来看,男性比女性更容易得冠心病,主要源于男性常见的不良生活方式,比如吸烟、酗酒、工作过度疲劳、精神压力过大等。但女性绝经后，发病率逐年增加，60 岁以后男女新发病风险基本相似。目前不管是男是女，冠心病发病年龄均趋年轻化。所以不管男女，从小就要采取健康的生活方式预防心血管疾病。

Q: 冠心病和猝死是什么关系？

猝死是指外表健康或者非预期死亡的人在内因或无外因的作用下，突然和意外地发生非暴力死亡，大多指发病后 1 ~ 24 小时内死亡。猝死中大多数为心血管疾病引起的心源性猝死，其中最主要的原因就是冠心病。

Q: 冠心病和心肌梗死是一回事儿吗？

冠心病和心肌梗死严格讲，不是一回事。冠心病是冠状动脉粥样硬化性心脏病，冠状动脉内膜由于脂质沉积，形成不同程度的斑块，会阻塞血管，引起阻塞血管远端心肌细胞缺血或坏死，临床表现为心绞痛、心肌梗死。

冠心病包括稳定性心绞痛、不稳定性心绞痛、心肌梗死、无症状性心肌缺血和缺血性心肌病五大类。心肌梗死主要由于冠状动脉斑块破裂、侵蚀等造成血栓形成，从而导致管腔急性完全闭塞引起心肌坏死，这是冠心病最严重的类型和造成死亡等不良预后的主要原因。

心肌梗死是冠心病中的一种较为严重的类型，发病急，且病死率高，尤其是前壁或广泛前壁心肌梗死，很容易合并心功能不全、各种心律失常，甚至患者会发生猝死，而危及生命。冠心病做到早期诊断、早期治疗非常重要。

Q: 胸痛就是冠心病、心绞痛吗?

胸痛是冠心病的常见表现形式,尤其是具备某些"特点"的胸痛更是冠心病的特征性临床表现,但是以胸痛为主要表现或首发表现的疾病还有很多,不只是冠心病、心绞痛一种疾病,比如食道裂孔疝、胸膜炎、肋软骨炎、带状疱疹等,这些疾病都可能有胸痛的症状。另外,值得注意的是,像肺栓塞、主动脉夹层等这些危及生命的疾病也可能表现为胸痛,我们普通人凭主观感觉难以区分,即使是有经验的医生往往也需要借助化验、影像学检查等才能明确诊断。所以,胸痛不一定是冠心病。

Q: 心绞痛一定疼吗?

大多数心绞痛患者的主诉是胸骨后不适,而不是单纯的疼痛。胸骨后不适常表现为压迫、沉重、挤压、烧灼或窒息等不适感。心绞痛的强度不随呼吸、咳嗽或体位的改变而改变,心绞痛为内脏性疼痛,定位不准确,不适范围可放射至颈部、下颌、肩背部至上腹部,最常见的部位是手臂、肩部和颈部。

Q: 冠心病一定会胸痛吗?

有相当一部分冠心病患者的主要症状是胸痛,而且冠心病中有一个类型叫作"心绞痛",所以很多人误以为冠心病一定会胸痛,其实不然。很多冠心病患者的症状并不是"痛",甚至不适的位置也不在胸部或心脏附近的位置,可以说是五花八门,比如,多数冠心病患者的症状是觉得胸口闷、胸口堵、胸口像压着一块大石头、上不来气等，并不是明显的疼痛的感觉。另外，有些冠心病患者是有"痛"的感觉，但不是位于胸部或者心脏附近，而是觉得脖子痛、上腹部痛、牙痛等，这些部位的不适感觉，由于离心脏较远，容易被患者忽视，认为不是心脏出了毛病，不及时就医，可能导致诊治的延误。

Q: 哪些胸痛应该立即就诊？

胸痛可分为致命性胸痛和非致命性胸痛，出现以下一项或一项以上情况时提示致命性胸痛可能，需要立即就诊：胸痛发作伴随意识障碍；明显呼吸费力（家中自测指尖脉氧饱和度低于90%）；血压明显异常（收缩压 < 90 mmHg 或者 > 220 mmHg，或双上肢血压明显不一致）；心率过缓或过速（自测脉搏 > 100 次 / 分或 < 50 次 / 分或明显心跳不规则）；胸痛发作时面色苍白、大汗；经过药物治疗胸痛持续不能缓解。

Q: 哪些人容易得冠心病？

冠心病多见于中老年人群，女性于绝经后发病率上升，此外患有高血压、糖尿病、高脂血症的患者，以及存在吸烟、久坐、过度劳累、过度熬夜、长期精神压力大、脾气暴躁等不良生活方式者是冠心病易患人群。对于一级亲属（包括父母、兄弟姐妹）有早发冠心病家族史（通常指男性 55 岁以前，女性 65 岁以前患病）者，发病风险亦增加。

Q: 心脏血管"抽筋"是冠心病吗?

心脏血管"抽筋",即专业上指冠脉痉挛。冠心病除了因粥样硬化斑块引起冠状动脉狭窄之外,还可以由冠状动脉痉挛使得血管收缩引起冠脉狭窄,从而引起心肌缺血缺氧,导致心绞痛或心肌梗死的发生,这种情况通常冠状动脉本身无严重狭窄,多由神经调节血管收缩与舒张功能障碍所致,主要是以药物治疗为主。冠脉痉挛多在夜间或凌晨发作,含服硝酸甘油或服用缓解痉挛的钙拮抗剂可较好缓解。

Q: 胸痛具有哪些特点时需要马上来医院就诊?

胸痛发作时,程度非常剧烈,伴有濒死感,或伴有大汗、黑蒙(眼前突然黑一下)、大量呕吐,且舌下连续含服 3 次硝酸甘油仍不缓解时,应迅速到医院就诊。

Q: 出现哪些表现需要警惕有冠心病呢?

冠心病是由于冠状动脉发生粥样硬化引起管腔狭窄或闭塞,从而导致心肌缺血、缺氧或坏死。典型临床表现为体力活动或情绪激动时出现的胸痛和(或)胸闷等不适,部位主要在胸骨正中或左侧心前区,持续时间通常 5 ~ 10 分钟,很少超过 20 分钟,休息或含服硝酸甘油后可缓解;严重者可在休息时发作,症状发作频繁且持续不缓解。

Q: **父亲或母亲有冠心病，子女就一定会得冠心病吗?**

冠心病具有遗传倾向。但冠心病并不是严格意义上的遗传病，父母有冠心病子女并不是百分百会得冠心病，相反，父母没有冠心病子女也可能得冠心病，是否得冠心病除了遗传因素，还有后天的很多因素，比如高血压、糖尿病、血脂异常、吸烟等，都会增加患冠心病的概率。

不过，早发冠心病家族史是危险因素之一，如果父亲在 55 岁以前、母亲在 65 岁以前发生冠心病，都属于早发冠心病家族史，子女患冠心病的风险就会增加。一些特殊类型的疾病主要是家族性高胆固醇血症，通常具有明显的早发冠心病和遗传倾向。

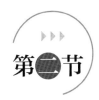

第二节

致病因素

Q: 冠心病的危险因素有哪些呢?

冠心病的发生是由多种危险因素造成的，主要包括可改变和不可改变两大类。可改变的危险因素包括高血压、高脂血症、糖尿病、吸烟、肥胖等，不可改变的危险因素包括年龄、性别（男性）和遗传家族史。因此，对于冠心病的预防和治疗，应该积极控制可改变的危险因素。

Q: 没有"三高"也会得冠心病吗?

通常"三高"指的是高血压、高血糖和高血脂，这三种疾病确实是冠心病的危险因素，此外还有家族史、年龄、吸烟等也被认为和冠心病的发病有关，有其中一个危险因素，尤其是有多个危险因素时会增加患冠心病的风险。但是由于冠心病是多因素导致的疾病，具备某个或某几个因素并不意味着一定患病，不具备任何危险因素也不代表一定不得病，真实的情况是，在临床上常常可以看到没有危险因素或危险因素较少的冠心病患者。所以，千万不要因为没有"三高"而认为自己进了保险箱，不会得冠心病。

Q: 糖尿病和冠心病是姊妹病吗?

糖尿病是一种以高血糖为主要表现的糖、蛋白质及脂质代谢紊乱的疾病。糖尿病患者并发冠心病的概率比一般人高2～3倍，如果糖尿病患者同时伴有高血压，那么得冠心病的可能性会更大，与非糖尿病冠心病相比，糖尿病并发冠心病更为严重。主要表现在患病率高、死亡率高、发病年龄提前、心肌梗死发病率高等。并且，糖尿病患者得冠心病后还容易发生无痛性急性心肌梗死、休克和心力衰竭等并发症。因此，糖尿病患者除定期检查血糖、尿糖，进行积极的治疗外，还应定期测量血压，检查眼底、心电图，必要时进行心功能检测。这对于及早发现和预防冠心病是有好处的。

第三节

相关检查

Q: 每年体检都做心电图，为什么不能早点发现冠心病？

冠心病有很多种类型，大多数类型很难靠常规心电图得到诊断，尤其是在没有心肌缺血发作时（体检时往往是这种情况）心电图无法反映出心肌缺血的问题，甚至有些患者在心肌缺血发作的当时行心电图检查也缺乏明确的证据，所以心电图是诊断冠心病必要的检查项目，但却不是唯一的、具有预见性的检查项目。人们在日常生活中除了坚持健康的生活方式、控制好冠心病的危险因素、定期体检以外，要注意有症状及时就诊，由医生来判断是否有冠心病的可能性，是否要做一些检查来明确诊断，以便早诊断、早治疗，减少心肌梗死等的发生。

Q: 如何早期发现冠状动脉的病变？

冠状动脉斑块的形成通常是个缓慢发展的过程，对于存在冠心病危险因素的患者，需要定期检测危险因素控制情况，同时关注冠心病相关症状，主要是胸痛和（或）胸闷等不适，必要时可以通过行冠状动脉 CT 或者造影检查早期发现病变。

Q: 冠脉 CT 显示血管有明显狭窄，为什么平时没有感觉?

可能的原因大致包括 3 点。

1. 血管存在狭窄，但因狭窄不重，并未引起真正的心肌缺血。

2. 您可能同时患有糖尿病，因此对疼痛的感觉不够敏感。

3. 血管严重狭窄，但通过自身代偿形成了非常丰富的侧支循环，这些侧支保证了相应区域心肌的供血。

Q: 我肾功能不好，能做冠状动脉造影检查吗?

冠状动脉造影检查因需要使用造影剂有可能会出现造影剂所致急性肾损伤，基础肾功能较差的患者与正常人相比急性肾损伤的发生风险更高。但即使肾功能不好的患者，也可以进行冠状动脉造影检查，通过使用等渗造影剂、尽量减少造影剂用量、术前及术后充分进行水化，可以有效预防造影剂所致急性肾损伤的发生。

Q: 冠脉 CT 和冠状动脉造影有何不同?

冠脉 CT（有的医院叫冠脉 CTA，或冠脉 CT 造影，或 CT 冠脉成像，或冠脉增强 CT 等不同的名字）在检查时要静脉注射对比剂，当对比剂流经心脏的冠状动脉时进行 CT 扫描，再经过后期的图像重建处理，就能把冠状动脉显示出来，可以观察冠状动脉走行、管腔是否有狭窄、冠状动脉与心肌的关系等，从而得出是否有冠心病、冠状动脉心肌桥等结论，是一种无创的检查，一般在门诊就能完成。而冠状动脉造影是通过穿刺动脉（一般选择桡动脉或股动脉）送入特制的导管到达冠状动脉开口，向冠状动脉内注射对比剂，同时进行 X 线透视成像，从而直接看到冠状动脉走行、管腔是否有狭窄、是否有心肌桥等，是一种微创的检查，一般需要住院完成。二者相比，冠脉 CT 相对无创，但是结果有时不准确，发现病变后往往还需要进行冠状动脉造影进一步明确及指导治疗方案；冠状动脉造影相对有创，费用较高，但是结果准确，常常被称为诊断冠心病的"金标准"，在冠状动脉造影基础上还能进行腔内影像学和功能学检查，能为诊断和治疗提供一锤定音的信息，是接受冠脉介入治疗和搭桥手术治疗必需的检查。

Q: 冠脉 CT 和冠状动脉造影哪个检查更好？

冠脉 CT 和冠状动脉造影是两种不同的评价冠状动脉病变的检查方法，各有优劣。冠脉 CT 具有无创、简便的优点，如其结果阴性，基本可以除外冠心病的诊断，但在评价严重钙化、支架内狭窄等病变时不够准确。冠状动脉造影相比 CT 而言，是一项有创检查，需要在导管室完成，具有一定的操作风险，但其优点是可以更加准确地评价冠状动脉狭窄程度，并决定进一步血运重建策略。

Q: 冠状动脉造影怎么做？

冠状动脉造影是评估冠状动脉的重要检查手段，通过介入操作，经上肢或下肢动脉穿刺，将特制的导管送至冠状动脉开口，注射造影剂，在射线下观察冠状动脉是否通畅、有无狭窄或其他异常。

Q: 做冠状动脉造影检查前可以吃饭、喝水吗？

冠状动脉造影检查只需要动脉穿刺时进行局部皮肤的浸润麻醉，以减轻患者疼痛不适，因此术前可以适当进食和饮水。

Q: 做心脏冠脉 CT 时浑身发热是过敏吗？

做心脏冠脉 CT 需要静脉内注射含碘对比剂，输注后患者通常有浑身发热的感觉，这不是过敏。发热是因为含碘对比剂具有一定的刺激性，进入身体后刺激血管内膜，容易导致血管扩张，从而出现发热的现象。通常这种症状不会持续较长时间，建议多喝水，促进体内造影剂的排出。造影结束后通常需在留观室观察30 分钟，如果出现皮疹、喉头瘙痒和呼吸不畅等症状，则提示过敏可能，需立即通知医生。

Q: 我和同事都是冠心病，为什么我俩吃的药不一样？

冠心病的药物治疗往往包含抗血小板药（比如阿司匹林、氯吡格雷、替格瑞洛）、他汀等，同时根据患者合并疾病的不同还需服用降压药、降糖药等，根据既往是否得过心肌梗死、是否有心衰、是否 1 年内进行了支架植入等还需要服用相应的药物，即使表面上看两个人的病情似乎完全一样，但是由于同一种药物在每个人身上的不同效果，也会有药物品种和剂量的调整，所以同样都是冠心病，吃的药可能有很大的不同，千万不要看别人吃什么药自己就跟着吃什么药，一定要到医院就诊，医生会根据每个人病情的不同开具个性化的治疗方案并进行动态调整。

第四节

微创手术

Q: 冠心病微创手术怎么做?

冠心病的微创手术将常规正中开胸搭桥手术的手术切口改为经肋间的切口,为减少创伤,经肋间的切口一般不超过10厘米;通过肋间的切口完成和常规正中切口无差别的桥血管吻合;再辅助以术后早期撤除呼吸机支持,是让患者恢复得更快的一种方式。

Q: 冠心病微创手术需要住几天院?

一个顺利的冠心病微创手术,因为手术创伤小,往往不需要体外循环和心脏停搏,胸部切口小,不破坏骨性结构,术后可以尽早撤出呼吸机支持,患者比常规的冠状动脉搭桥手术恢复快。通常患者术后3～5天就可以出院。

Q: 冠心病微创手术危险吗?

冠心病微创外科搭桥由于改变了搭桥的习惯和手术方式,从而增加了手术的难度,所以从普遍意义上讲,微创搭桥并没有减少手术风险,从并发症的发生上讲,有可能高于常规冠状动脉搭桥术。

Q: 冠心病微创手术是什么意思?

微创手术是一个变化的概念,在不同时期的内涵并不完全一致。但其核心要素是减少创伤。例如,相对于体外循环搭桥,非体外循环冠状动脉搭桥可以称为微创;相对于正中切口的搭桥,小切口搭桥可以称为微创;相对于小切口的搭桥,机器人辅助实施的搭桥可以称为微创;相对于这些微创手术,支架的方法也可以称为微创。但无论采取哪种方法,完全彻底解决病变,患者才能真正获益。没有完全解除病变的小切口手术,我们不能叫它微创手术。

Q: 冠心病放支架治疗需要住院几天?

一般支架放好后 1～2 天就可以出院了,如果有特殊情况,临床医生会告诉您,也可能会多住院几天。

Q: 冠心病做完微创搭桥后几天可以再放支架?

这种手术一般称为杂交手术,就是结合支架的微创优势与外科长期效果的优势。支架和微创搭桥的顺利不固定,间期也不固定,也可以同期完成。但最常见的情况是先完成微创搭桥,过 1～2 天,外科出血风险降低后再放支架,支架的植入一般不影响患者术后出院时间。

Q: 冠心病微创手术有后遗症吗?

医学上没有后遗症的明确定义,我们暂且理解为术后并发症和预后效果。

我们先谈一下预后。冠心病微创手术根据需要重建的冠脉血管及手术方式的选择，主要有三种，分别是前降支单支血管搭桥、杂交手术、微创多支血管搭桥手术。前两种手术方式已经有大量的临床数据证明手术的安全性、有效性及远期效果，后一种方式是近 10 年来很多心外科医生在探索的一种手术方式，还没有大量的临床数据证明其相较于常规搭桥手术的优势。但不论是哪一种冠脉搭桥手术，术后桥血管再狭窄的概率还是有的，一旦出现桥血管再狭窄，就需要二次搭桥或者介入治疗。

关于并发症。冠心病微创手术也属于冠心病外科手术的范畴，冠心病外科手术的并发症在冠心病微创手术中也都存在，主要有围手术期心肌梗死、术后低心排出量综合征、出血、神经系统并发症等，有经验的冠心病微创心外科医生能够通过微创手术减少上述并发症的发生率，否则微创冠脉搭桥手术的并发症会高于常规搭桥手术。

Q: 冠心病微创手术后注意事项有哪些？

冠心病没有根治的手段，微创冠脉搭桥和其他有创治疗一样，也只是治标不治本。因此微创冠脉搭桥手术后注意观察的康复情况，然后就是改变生活习惯，其次是药物治疗。

微创手术需要暴露左侧胸腔，手术当中左侧肺组织塌陷，手术后要注意咳嗽训练，保证肺组织能够顺利张开，部分患者可能出现术后渗液较多，导致胸腔积液和肺不张，需要积极排出积液。术前心功能比较差的患者，手术后要严格限制喝水量，计算每天进水量和尿量的平衡状态，必要时利尿治疗。

要改变生活习惯，最重要的就是戒烟，进行适当的运动，高热量饮食要调整，通过药物控制血糖和血脂。

冠心病二级预防药物要规律服用，尤其是抗血小板治疗，控制心率和血压，严格控制血脂。有过心肌梗死或者心脏结构有改变的患者，术后尽量使用 β 受体拮抗剂和 ACEI 类药物减缓心衰的进展。

Q: 冠心病微创手术前需要做哪些检查？

先要通过冠脉造影明确是否需要冠脉搭桥手术，冠脉血管条件是否符合微创手术的条件。

胸部 CT，明确主动脉条件是否可完成桥血管近段吻合；肺组织有没有结构上的损害，导致不能耐受术中单肺通气；明确左侧手术切口位置；明确左侧锁骨下动脉是否有狭窄。

心脏超声了解心脏大小和功能，血管超声了解外周血管条件，特别是左侧锁骨下动脉和左侧胸廓内动脉条件。

动脉血气和肺功能检查，明确肺组织的通气和弥散功能，是否能耐受手术过程中的单肺通气。

Q: 冠心病发展到什么阶段，患者需要做微创手术？

冠心病患者出现明显心绞痛症状，提示冠脉病变严重，心肌存在缺血的情况下就需要接受冠心病的药物、内科支架或者外科手术治疗。往往冠脉病变程度越重，药物治疗效果越差。当药物治疗效果不佳或者病变严重的情况下，就需要积极地接受支架和外科手术治疗，具体治疗方式是根据冠脉造影的结果以及患者本身的基础情况来决定的。

Q: 冠心病患者做微创手术有哪些好处和坏处?

好处:适应证掌握得好的情况下,对心脏的损害少,恢复得较快,外部切口愈合得快,切口并发症少。

坏处:切口小,手术视野有限,桥血管获取困难,部分冠脉吻合精度可能较差,但随着手术器械的进一步发展,此项弱点可能会逐渐克服。

Q: 冠心病微创手术有哪些并发症?

冠心病微创手术的并发症跟常规冠脉搭桥手术并发症类似,主要是心脏病等疾病的并发症,比如围术期心肌梗死、心律失常,还有一些患者由于气管插管麻醉或单肺通气后出现呼吸不全,还有因心功能不全引起的肾功能不全、肝功能不全,特别是搭桥手术大多数是老年人,本身基础病比较多,所以主要并发症就是心、肝、肺、肾这些病变相对多一些,还有一些糖尿病患者更容易发生并发症,患者基础疾病决定他的术前状态和手术后的恢复程度。

Q: 冠心病微创手术后并发症发生的概率是多少?

经过 50 多年的搭桥手术,现在死亡率越来越低,有些医院达到百分之零点几,据全国和国际统计,冠脉搭桥早期死亡率一般是在 1% ~ 3%。

Q: 冠心病微创手术后并发症可以避免吗?

任何外科手术都存在一定的并发症,心脏冠脉外科手术同样存在并发症的可能性。经过技术不断提升,目前并发症发生率已很低。经过术前评估,对高危患者进行有针对性的并发症预防,将并发症发生率降到最低是临床医生一直追求的目标。

Q: 冠心病微创手术并发症的预防措施是什么?

冠心病微创手术并发症的预防主要在于术前对患者病情的详细评估,并根据患者病情完善精细的术前准备,针对病情制订详尽的手术计划。比如术前双抗的患者要停用氯吡格雷至少 5 天,以减少术后大出血可能;严格控制血糖水平,减少术后伤口感染、不愈合的可能;尽量保持术中循环稳定,减少低灌注引起的多器官供血不足而导致的术后器官功能不全。

Q: 冠心病微创手术并发症的处理措施是什么?

冠心病微创手术并发症以预防为主,一旦发生要积极应对。术后早期出现的大出血,一经发现要积极处理,多数情况下要二次开胸探查;伤口感染或愈合不良要及时清理、引流,必要时清创重新缝合;围术期心肌梗死,一经诊断,首先要稳住循环指标,如怀疑大的桥血管闭塞而引起循环难以维持,要立即启动急诊开胸探查、二次搭桥,必要时给予机械循环辅助。

Q: 用什么药物治疗冠心病微创手术并发症呢?

冠心病微创手术后心肌梗死、心律失常、脑梗死等严重并发症很罕见,一般伤口也很少出现不愈合、感染等需要进一步外科处理的并发症。

比较常见的是伤口局部的感觉异常,比如像针刺或者过电似的疼痛感,或者切口周围的麻木感等。这些感觉异常的原因,主要和手术中切开皮肤时神经末梢一起被切断有关。这种感觉异常可能会在术后存留比较长的时间,但首先应该清楚,这种感觉的异常不是心绞痛,它对生命没有任何影响,随着术后的逐渐恢复,这种感觉异常会慢慢减少甚至消失,如果短时间内对这种感觉异常难以忍受,局部应用双氯芬酸钠软膏等止痛药物,多可以缓解;如果还是难以忍受甚至严重影响生活,则可以到疼痛科就诊行进一步治疗。

冠心病微创手术后另一种比较常见的并发症是左侧肺部纹理增重、局部肺不张等。需要明确的是,这种肺部的改变是因为手术中对肺组织局部的骚扰及术中的出血所造成的,不是感染,所以不需要应用抗生素等药物,随着术后的恢复纹理会逐渐减轻,少数因为手术后的局部出血可能会遗留胸膜增厚粘连,也属于术后的正常现象,无须特殊药物处理。术后局部的肺不张多源于术中单肺通气肺塌陷后的复张不全,术后疼痛等因素也可能导致呼吸受限从而出现肺不张。主动深咳、练习吹气球等动作,可以促进肺部的复张。

由于手术过程中的局部刺激及术后可能的出血,微创手术后暂时性的左侧胸腔积液也是比较常见的，绝大多数是少量的胸腔积液，往往可以自行吸收缓解。如果量较多，口服利尿药物促进排尿，多可以缓解。如果大量积液，则需要穿刺放液。

术后咽部的不适感或者干咳也是比较常见的症状，多是由术中气管插管引起的局部刺激及术中的胸膜反应所致，术后随着身体的逐渐恢复，多可以自行缓解。如果短时间内相关的这些症状对生活影响较大，可以使用清咽利喉的中成药物和镇咳药物缓解症状。

Q: 如果并发冠心病微创手术并发症，需要注意什么？

这主要看出现何种并发症。如果术后心脏功能下降，那在出院以后仍需要控制饮水量，避免大量饮水，最好每天对血压、心率、饮水量和尿量做一个记录，同时注意患者是否出现大量出冷汗、喘憋、平躺后就呼吸困难及是否有双下肢对称性的水肿等症状。如果出现上述症状，就需要减少饮水量，必要时及时就医。

如果术中使用了大隐静脉作为搭桥材料，那么术后取血管那条腿就有可能出现水肿，这主要是因为原来深浅静脉两套静脉回流被缩减为一套后造成的短暂性的静脉回流障碍。在出院以后，需要多进行下肢锻炼，促进肌肉泵力量恢复和增强，加速静脉回流。而短时间内，在平卧时可以将取血管的下肢垫高促进回流，而在运动时可以使用防止静脉曲张的弹力袜减轻水肿。

微创搭桥过程中需要采用单肺通气，术后局部肺不张、胸腔积液的发生率较高，故而术后容易发生肺部感染。因此在术后，需要注意休息，通过鼓励患者深咳、帮助患者拍背促进咳痰等措施积极促进肺部复张，预防感染。如果出现发热、喘憋等症状，请及时就医。

Q: 冠心病微创手术后，出现什么情况可以确诊出现并发症？

微创搭桥手术后出院前，一般会复查生化明确有无肝功能、肾功能的异常，心电图检查可以明确有无心律失常，冠脉 CT 检查可以明确所搭的血管桥是否通畅，超声心动检查可以明确术后的心功能状态，这些都是术后的基础资料，可以作为后续诊疗的依据。

如果您在术后出现活动之后气短、憋气比出院前加重，甚至出现晚上一平躺就呼吸困难，同时两条腿，尤其是没有取血管的那条腿出现了水肿，就需要来医院复查胸片和超声心动图，通过复查的结果和之前出院时的基础资料做对比，就可以明确是否术后出现心功能衰竭。

出院以后，胸痛也是比较常见的症状，绝大多数情况下是由于伤口的局部疼痛引起的，而不是心绞痛，这种疼痛往往可以直接定位，是像针刺或者过电一样的锐痛。但如果疼痛性质为闷闷的，和活动相关，休息或者服用硝酸甘油等药物后可以缓解，就需要去医院复查心电图，观察它和出院前的心电图是否有变化，必要时复查冠脉 CT 看看桥血管是否通畅。

术后心慌也是比较常见的一种情况，可以自己摸一下脉搏和心跳，如果脉搏和心跳是一致的，每次心跳之间的间隔时间也是一致的，那很可能是正常的窦性心律，一般和术后的虚弱、低氧、贫血等因素相关，可以通过休息、吸氧和纠正贫血等方式逐渐缓解。而如果心跳次数大于脉搏，而且每次心跳之间的间隔时间不一致，那有可能出现了心房纤颤，就需要去医院做心电图检查加以证实。

Q: 冠心病微创手术成功率多少？

冠心病微创手术在微创的同时，并不增加手术的风险。目前，常规搭桥手术整体的手术成功率在 97% ～ 99%，微创冠脉搭桥手术的成功率也与之相同。而在其他诸如术中术后出血及对其他器官损伤的发生率，微创冠脉搭桥手术比常规搭桥要低得多；而且微创冠脉搭桥手术后也比常规的搭桥手术要更早恢复过来。

Q: 冠心病微创手术后应如何康复锻炼？

冠心病微创手术后，如果恢复顺利，一般术后 1 ～ 2 天就可以回到病房，少数经验丰富的中心甚至可以做到手术当天就回到病房。术后 3 天左右，患者就可以早期下床，在别人的帮助下完成基本的行走、如厕等活动，同时早期下床也有利于胃肠道功能的恢复，避免术后腹胀、便秘等症状的发生。恢复良好的话，一般术后 7 ～ 10 天就可以出院回家了。

由于微创手术不破坏胸骨的完整性，没有胸骨愈合的问题，所以冠心病微创手术后早期就可以恢复上肢的运动，一般的吃饭、穿衣、搀扶下床等活动，在术后就可以自由进行。在回家后，应每天坚持下床步行等活动，注意强度和持续时间的控制，可以逐步增加每天的步行距离和活动量，一般的端水、端食物等轻体力家务活动也可以进行。搭桥手术中可能会使用大隐静脉作为桥血管材料，术后下床活动后，由于下肢静脉血液回流的影响，可能出现取血管的那条腿水肿的现象。因此，在休息时，应适当抬高下肢，促进回流；坚持下床活动，促进下肢肌肉力量的恢复，以促进血液的回流，减轻水肿。

在饮食上，食物成分中应增加鸡肉、鱼肉等优质蛋白的摄入，少食多餐，积极补充新鲜蔬菜和水果，适当控制饮水。同时，要养成良好的生活习惯，戒烟忌酒，规律应用药物控制血压、血糖。在心理上，要克服手术相关的心理恐惧，调整好心态，不要急躁，更不能气馁。和自己的手术医生保持联系，随时沟通健康上遇到的一些问题。

冠心病微创手术后一般 1 个月左右，绝大多数患者可以恢复到基本正常的生活工作状态。

Q: 冠心病微创手术后需要静养吗？

不论任何手术，术后都是需要一定时间来逐步恢复的。冠心病微创手术因其不需要正中劈开胸骨，对患者呼吸功能影响较小，因此术后恢复相对更快，尤其对于高龄人群而言优势更为明显。术后更多建议患者应当根据自身情况开始功能锻炼和术后康复，单纯休息并非最佳方案，而是建议从低运动量开始逐渐增加运动时间和运动量，最终实现每周 5 次，每次 30 分钟左右最基本的活动标准。

Q: 冠心病微创手术后能做运动吗？

冠心病微创手术后是鼓励患者多进行运动和功能锻炼的，术后早期鼓励患者多坐，不能长时间卧床，否则增加下肢深静脉血栓风险，同时开始尝试着用双脚踩地，当坐起后无乏力、眩晕感觉鼓励开始站立活动，但应在室内床边为主。当完成上述运动毫无压力时，可以进一步尝试在室外活动，如果感觉倦怠、乏力，甚至心率增快、血压升高等情况，那么就要减小运动量，以不产生不适情况为准。

Q: 冠心病微创手术后如何确定运动强度?

运动强度如何选择应该因人而异，术前心功能好的人群可以适当加快进程，而病情重、心功能差的人则应该适当缓慢。从监护室返回病房，就应该尝试去缓慢翻身和倚床坐起。如果在这段阶段，没有新发心律失常，心肌酶没有进一步升高，夜间平卧休息良好可以进一步尝试开始床边坐位并且锻炼双脚交替踩地。此时关注心率情况，如果运动心率高于静息心率20次/分左右，应该适当减量。当无任何不适时，可以开始床旁站立行走、室内行走和户外行走。出院后可以选择一定的有氧运动、抗阻运动和柔韧性训练，期间应该关注心率情况，如果出现心悸、面色苍白、呼吸困难甚至步态不稳，或第2日出现乏力等情况应该适当减量。运动可以选择如慢走、骑自行车、游泳、划船等。每次运动时间宜为20～40分钟，每周3～5次，运动过程中建议达到的目标心率约为静息状态下心率加20～30次/分。

Q: 冠心病微创手术后有什么忌口的吗?

冠心病微创手术后饮食应该遵循合理膳食原则。应当减少食盐摄入，如果是常见的含钠盐，每天应该控制在 5 ～ 6 克以内，胆固醇也应适当控制，每天摄入应在 300 毫克以内（大约是一个鸡蛋黄量），减少油脂的摄入，避免摄入过多的饱和脂肪酸，比如奶油蛋糕等。不建议饮用各种酒类，不论是红酒、黄酒、啤酒还是白酒，均不建议饮用。

Q: 冠心病微创手术后，吃什么可以帮助康复？

冠心病术后应该注意合理饮食，肉类建议以鱼虾类为主，补充优质蛋白，同时食用油建议以核桃油、亚麻籽油、菜籽油为首选，这一类油不饱和脂肪酸含量更高。多数冠心病患者体重多有超标，因此应当控制脂类摄入的同时也要注意控制碳水化合物，并增加纤维素的摄入以平衡需要。

Q: 冠心病患者什么情况下不可以做微创手术？

近年来，微创冠脉搭桥术已发展为一项成熟的技术，很多冠心病患者通过微创冠脉搭桥术解决了冠脉狭窄导致心肌缺血的问题，同时又避免了传统的正中开胸手术，减小了手术创伤。这种手术的特点在于，不需要正中打开胸骨，而是通过左侧两根肋骨之间的间隙进入胸腔，完成冠脉搭桥手术。但由于切口较小，它所能显露的心脏区域相对有限，且手术操作空间比传统手术要小很多，因此当患者所需要搭桥的位置很多，例如需要搭 4 ～ 5 根桥，或是由于冠脉条件差，预计血管吻合难度很大时，微创手术的难度和风险就会大大增加。因此，这类患者并不适合采用微创搭桥的方式。

其次，有些冠心病患者由于长期心肌缺血，心脏功能处于一个比较差的状态，左心室会增大，射血分数下降。这类患者的手术风险会明显升高，有时需要在体外循环下完成搭桥手术，因此选择传统开胸手术的方式会更适合。

另外，当左侧胸廓存在畸形、左侧胸腔严重粘连时，无法通过肋骨间隙很好地显露手术术野，因此这类情况属于微创搭桥手术的禁忌证，不可以选择微创方式。

Q: 冠心病微创手术先进在哪里，进步在哪里呢？

冠心病微创手术是近年来逐渐发展起来的一种冠脉搭桥方式，目前已能够很成熟地应用在合适的患者身上。一般来说，微创搭桥手术是指，通过左侧两根肋骨之间的间隙进入胸腔来实现冠脉搭桥，而不是传统的正中打开胸骨的方式。顾名思义，微创手术较传统手术而言，对患者所带来的创伤更小，具体体现在切口小、不破坏骨性结构、保留了胸廓完整性，这类患者术后的恢复速度往往会更快，住院时间更短。另外，很多老年冠心病患者合并有糖尿病，且体型易肥胖，这类患者若采取传统开胸手术，术后胸骨不愈合、伤口感染的风险较高，而微创手术则大大降低了这类并发症的发生率，这也是微创搭桥手术的优势之一。

Q: 冠心病微创手术是不是手术危险系数小一些？

冠心病微创手术是指通过左胸前外侧的小切口，经过人体固有的肋骨间隙进入胸腔，显露心脏后完成的冠脉搭桥手术。与传统手术相比，它的创伤更小，往往不需要体外循环和心脏停搏的过程，在很大程度上降低了手术的危险系数。但是，由于手术切口小，操作空间更小，对于外科医生的挑战更大，尤其是对于需要在微创的切口下进行多支冠脉搭桥的患者，需要进行更细致的评估和选择，才能让手术危险系数降得更小。

Q: 相比于冠心病传统手术，冠心病微创手术时间会不会长了？

冠心病微创手术和传统手术一样，都需要经过麻醉、气管插管等手术前的操作，在实施手术的过程中，冠心病微创手术在处理前降支单支病变上具有更大的优势，因为手术切口不需要经过胸骨，减少了很多操作（锯开胸骨及固定胸骨等），因此手术时间会短很多；对于多支病变的手术过程，由于微创手术的可操作空间更小一些，相应地增加了一些操作难度，与传统手术相比，时间类似，甚至可能会更长一些。

Q: 冠心病微创手术风险跟之前的手术风险比起来在哪里呢？

相对于传统的冠心病手术，微创手术的操作空间更小一些，相应地会增加手术操作的难度，尤其是一旦发生出血、严重心律失常等情况的时候，处理起来的难度也会大一些，甚至可能需要中转为正中开胸的传统手术方式，才能解决问题。另外，微创手术都要经过胸腔，在手术操作过程中，一侧的肺是要停止工作的，因此对于肺功能的考验会更大一些。

Q: 冠心病微创手术只需要做一次吗?

在冠心病的治疗中,传统搭桥手术有一个很重要的优势,就是一次手术处理掉全部或者绝大部分的血管病变。冠心病微创手术也是这样,在外科医生细致的评估下,会尽量通过一次手术去解决全部或者绝大部分的血管病变,因此对于绝大多数患者来说,这样的冠心病微创手术只需要做一次。但是我们也知道,冠心病是一个会持续存在和进展的问题,随着时间的延长,原来不严重的病变可能会变严重,桥血管可能会出现狭窄或者闭塞,在这样的情况下,有一部分患者会面临再次手术的可能。因此,在微创手术之后,进行全方位的综合治疗是至关重要的。

Q: 冠心病微创手术价格高吗?

在整个治疗过程中,治疗费用包括了术前、术中和术后这几个部分。我们已经了解到,冠心病微创手术也是为了能够解决全部或者绝大部分的血管病变,而且手术的操作过程,与传统手术相比,可能时间更短或者相近,因此,手术费用往往是更低一些的。而且,由于手术创伤更小,患者恢复往往会更快一些,尤其是使用呼吸机的时间更短,重症监护室的治疗时间更短,整体的住院时间更短。所以,在术后治疗的费用上,微创手术是会明显低于传统手术的。

Q: 微创手术后,冠心病患者恢复要多长时间?

顾名思义,与传统手术相比,微创手术对身体造成的创伤更小，极大程度上保全了胸骨的完整性，因此往往可以更早地脱离呼吸机，更早地离开重症监护室，更早地拔除术区引流管，更有利于手术之后的恢复。对于冠心病患者来说，在接受了微创手术治疗之后，一般在术后第 1 天就可以离开重症监护室，回到普通病房，在术后 2～3 天时，就可以拔除引流管，以便下地活动，进行康复锻炼。当医生确认术后的常规化验、影像学检查没有明显异常之后，就可以出院回家了，术后住院时间大多是在 6～7 天。当然，出院回家之后仍然需要进行连续的康复锻炼，能够回归正常生活、工作状态的时间，往往需要 1 个月左右。

Q: 冠心病微创手术有什么风险？

首先，针对冠心病的搭桥手术是一个需要全身麻醉的手术，手术过程中需要使用呼吸机的支持，因此具有全麻、呼吸机相应的风险。其次，对于手术本身，需要在更小的操作空间内，在心脏持续跳动的情况下，完成精细的冠脉血管缝合，所以需要关注的风险主要是出血和搬动心脏过程中对循环状态的影响。另外，手术过程中，往往需要让左侧的肺停止工作，所以，微创手术还有对于肺功能的考验。最后，在术后恢复过程中，切口愈合等问题，也是需要关注的方面。我们需要认识到的是，随着技术的进步和医疗水平的提高，冠心病微创手术的风险目前也是处于基本可控的状态，我们并不应该因为害怕手术的风险，而错过了更有价值的治疗。

Q: 冠心病微创手术后，患者是不是可以正常活动？

冠心病微创手术后，需要逐渐恢复正常活动。原则上活动量要逐渐增加，每日循序渐进，不要过度疲劳，活动时感觉比较累，出现气促、心慌等，尽量停下来休息。

手术后可以先从比较舒缓的、持续时间不长的运动，如散步、简单家务等开始逐渐增加运动强度和时长。术后3个月内应避免搬运重物、长途旅行、爬山、踢足球、打篮球等剧烈运动，这类运动会大幅度增加心脏负担。一般术后半年左右，大多数人的心脏功能会恢复到正常，通过心脏超声等检查可以进一步明确，之后可以逐渐增加运动量，进行正常活动。但有一部分人在手术前因为发生心肌梗死等情况，部分心肌受损不可逆转，在手术后心功能也难以恢复正常，运动时容易出现乏力、心慌、气促、胸闷等，需要及时停止运动，并需要定期到医院复查评估心脏功能，听从心外科医生的建议进行适当活动。

Ｑ: **冠心病微创手术后，患者可以爬山吗?**

冠心病微创手术后，在心脏功能没有完全恢复正常时，应避免爬山这类剧烈运动。爬山需要耗费很大的体力，爬山时心肌的耗氧量显著增加，如果不能及时为心肌提供充足的血液灌注，就会发生心肌缺血，表现为心慌、气短、胸闷，另外山上的空气相对稀薄，会加重缺氧，如果不能及时纠正心肌缺血，可进一步诱发心绞痛、心肌梗死等，也可能诱发一些危及生命的心律失常，例如室速或室颤等。

冠心病微创手术后，如果自觉身体恢复良好，想要进行爬山等运动，需要向心外科医生最好是手术医生咨询，检查确认自己目前的心功能已恢复正常，再进行爬山等运动，每次运动持续时间尽量不超过 30 分钟，达到稍微出汗的效果即可，当出现明显疲劳或者胸闷时，及时休息，停止运动。寒冷的天气爬山要特别注意保暖，炎热的天气爬山要注意补充水分。

Q: 肥胖的冠心病患者也可以做微创手术吗？

肥胖的冠心病患者可以做微创手术。肥胖的患者体内脂肪过度堆积与冠心病的发病密切相关，冠心病合并肥胖的患者很多。

有研究表明，肥胖的患者在进行全麻手术后，发生肺部感染的概率较高，会延长呼吸机的使用时间。另外肥胖患者因手术切口脂肪组织多，愈合能力差，导致术后伤口感染的发生率高。一方面，肥胖的冠心病患者经过完善的术前检查评估，经手术医生确认没有明确的禁忌，有一部分患者是适合进行微创手术的。微创手术多采用左侧前胸部肋间切口，保留完整胸骨，手术切口小，术后恢复较快。另一方面微创手术难度较常规手术高，需要由专门的有经验的外科医生来完成手术。

Q: 如何使冠心病微创手术结果更持久？

冠心病微创手术，通过为缺血的血管进行搭桥，恢复心脏血管正常的血液供应，从而缓解心肌缺血。但手术本身不能消除冠心病的发病原因及诱发因素，如高血压、糖尿病、高血脂、吸烟等。

手术后需要长期口服抗血小板、扩张冠脉血管、控制心率、控制血脂、控制血压、控制血糖等药物，并需要定期复查监测各项指标变化，由医生调整用药种类和剂量，另外还需要保持规律的生活习惯、适量运动、严格戒烟及戒酒等，这些都有助于防止冠状动脉及桥血管发生进一步硬化，延长其发生狭窄的时间，从而使手术结果更持久。

Q: 冠心病微创手术要持续多长时间？

冠心病微创手术时长很难一概而论，会因患者的冠脉血管条件、搭桥的桥血管数及术中出血止血等情况不同，手术时长相差较大。

一般来说，当冠心病微创手术中需要搭 1～2 根桥时，手术过程顺利共需要 2～3 小时。如果病变严重，手术过程复杂，需要微创完成 3～4 根血管搭桥，手术时间就可能延长至 4～6 小时。

冠心病微创手术不必追求更短的手术时间，在手术中，保证桥血管完整无损伤，保证每一个吻合口最大限度通畅，从而改善更多缺血心肌的血液供应，才是最重要的。

Q: 如果确定行冠心病微创手术，患者需要禁食吗？

如果确定行冠心病微创手术，患者手术前需要禁食。

冠心病微创手术一般需要全身麻醉，胃排空时间正常为 4～6 小时，为了减少手术中或手术后食物反流、呕吐导致食物进入肺部，发生肺部感染甚至窒息的风险，一般应在麻醉前至少 8 小时开始禁食禁水，也就是不吃不喝。

冠心病微创手术前一天晚上最好吃一些容易消化的食物，晚上 10 点后直至术前需要严格禁食禁水。如果手术被安排在下午，手术当天上午会通过输液补充水和能量，也仍需禁食禁水。如果患者有高血压等疾病，手术当天早上可用一小口水服用降压药等药物，具体用药需要严格遵从手术医生和麻醉医生的指导。

Q: 冠心病微创手术前需要戒烟吗?

一般情况下，长期吸烟的患者在冠心病微创手术之前最好戒烟 2 周以上。

主要有以下 3 个原因。

1.吸烟时，血液中会产生大量的一氧化碳，一氧化碳与血红蛋白结合，降低了血红蛋白对氧气的运输能力，减少了血管中的氧气含量，进而可能会诱发心肌缺血。

2. 吸烟时，烟草的主要成分之一——尼古丁会对气道产生刺激，增加气道分泌物，容易引起术后肺部感染。

3. 尼古丁还会收缩外周血管，影响手术切口局部的血液供应，影响切口组织愈合。所以冠心病微创手术前需要戒烟。

Q: 冠心病微创手术后，患者可以继续吸烟吗?

冠心病微创手术后，患者不可以继续吸烟。微创手术不能消除冠心病的发病原因及诱发因素，而吸烟是发生冠心病的重要危险因素，吸烟的患者冠心病的发病率和病死率远高于不吸烟的患者。

烟草中有很多的有害物质，可以直接作用于血管壁，损伤血管内膜，导致发生血栓的风险增加，引起血管硬化、失去弹性。吸烟时，会有大量的一氧化碳进入血液，会降低血液的携氧能力，进而可能会诱发心肌缺氧缺血。尼古丁还会促进肾上腺素分泌，加速心跳，会使冠状动脉血管收缩，进一步加重心肌缺血。

所以冠心病微创手术后必须戒烟，否则会导致未手术的血管或者手术后的血管远端再次发生狭窄，再次发生心肌缺血或者心肌梗死。

Q: 冠心病微创手术几天可以出院？

冠心病微创手术后 5 ～ 7 天就可以出院。

微创搭桥手术后，需要在重症监护室观察 1 ～ 2 天，观察是否有新发的心肌缺血或者心律失常，并逐渐减少呼吸机的帮助，拔除气管插管，恢复患者自主呼吸，待病情平稳，就可以转回普通病房。随着胸部引流管引流出的液体量逐渐减少，可拔除引流管及尿管，之后进行必要的术后复查，如果没有特殊的异常结果，换药检查伤口愈合良好，术后 5 ～ 7 天就可以出院。

但是如果冠心病微创手术后出现了比较严重的问题，比如肺部感染、心律失常或者大出血等情况，可能需要适当延长住院时间，这需要根据医生对病情的评估最终确定。

Q: 冠心病微创手术多久可以正常吃饭？

冠心病微创手术后，一般患者完全清醒拔除气管插管之后 6 小时就可以进食清淡的流质饮食，比如米汤、藕粉等。根据胃肠道的适应情况，1 ～ 2 天后就可以进食酸奶、面条、粥、馄饨等。如果没有腹胀、呕吐等消化不良的情况，再过 1 ～ 2 天就可以正常吃饭。心脏手术后，机体各脏器都在恢复阶段，需要充足的能量及充足的蛋白质供应，建议多吃鸡蛋和豆类，多吃鱼肉、鸡肉和鸭肉，并要合理搭配米面及蔬菜水果，尽量少量、多餐，减少对心脏、肺部和胃肠道的负担，加快术后康复。

Q: 冠心病微创手术后需要服用药物吗?

冠心病微创手术后需要服用药物。冠心病微创手术可以恢复心脏血管正常的血液供应，从而缓解心肌缺血，但是不能消除高血压、糖尿病、高血脂等冠心病发病诱因，手术后仍需长期口服药物并定期复查。

手术后需要长期坚持服用以下几类药物。

1. 抗血小板药物，如阿司匹林、氯吡格雷等，其作用是防止血管中血小板聚集，减少血栓形成避免心脏血管再出现狭窄阻塞，对于手术长期效果的维持起着重要作用。

2. 控制心率的药物，如美托洛尔等，其作用是减慢心率、控制血压，从而减少心肌对氧气的消耗。

3. 降脂药物，如他汀类药物等，在降低血脂的同时使动脉粥样硬化斑块稳定。

4. 手术后还需要根据个体情况在医生指导下服用一段时间扩张冠脉血管及利尿的药物等。

5. 如果合并有高血压、糖尿病等疾病，定期复查监测各项指标变化，长期的药物治疗也非常重要。

Q: 冠心病微创手术后需要定期体检吗?

冠心病微创手术后的治疗是一个长期的过程，需要定期体检，需要根据个人术后恢复情况及各项指标的变化，调整用药并制定进一步的治疗方案。

如果有条件尽可能到进行手术的医院定期复查，告知医生有无新出现的不舒服，如心慌、胸闷、大便呈黑色等情况；复查心脏超声了解心功能的恢复情况；复查血脂、血糖、血压等，调整服药种类及剂量，将这些指标控制在合适的范围。并可向医生咨询近段时间适合参加的运动及强度，以及确认下一次的复查时间。冠心病是慢性病，长期坚持正规的药物治疗，配合良好的生活和饮食方式，才能延长血管发生再狭窄的时间，从而使手术效果更好更持久。

第五节

治疗方法

Q: 冠心病有哪些治疗方式?

目前冠心病的主要治疗方式有 3 种，分别是药物治疗、冠脉介入治疗、外科手术搭桥。3 种治疗方法各有特点，互为补充。

1.药物治疗不能从根本上改善冠状动脉粥样硬化导致的血管狭窄，但能一定程度上延缓动脉粥样硬化进展和缓解心肌缺血引起的胸闷、胸痛症状。治疗冠心病的药物一般包括：①改善预后的药物：抗血小板药物、他汀类调脂药物、β 受体阻滞剂、ACEI/ARB 类药物；②改善症状的药物：硝酸酯类、β 受体阻滞剂和钙通道阻滞剂等。

2.冠脉介入治疗是通过外周动脉穿刺，把球囊或支架等器械输送到冠状动脉里面，达到解除冠状动脉狭窄的目的。介入治疗因其疗效好，创伤小，恢复快，被越来越多患者接受，是治疗冠心病的重要方法。

3.外科手术搭桥是指从患者自身取一段血管，将其接在主动脉与狭窄或堵塞了的冠状动脉的远端，使血流可以通过"桥"畅通而行，缓解心肌缺血的症状。该法疗效确切，但创伤大，并发症多，主要用于不适合支架术的严重冠心病症状。

需要重点强调的是，无论选择冠脉介入或外科搭桥，药物治疗都是基础。

Q: 治疗冠心病的药物有哪些？

冠心病药物治疗包括改善症状类药物及改善预后的药物，前者用于缓解和预防心绞痛急性发作症状，包括硝酸酯类如硝酸甘油、单硝酸异山梨酯、硝酸异山梨酯、尼可地尔、β 受体阻滞剂、伊伐布雷定、钙通道阻滞剂及曲美他嗪。改善预后药物包括抗血小板药物（如阿司匹林）、β 受体阻滞剂、血管紧张素转化酶抑制剂或血管紧张素受体拮抗剂、他汀类降脂药。具体用药方案需要个体化，建议在医生指导下进行。

Q: 吃鱼油可以防治冠心病吗？

目前用于冠心病防治的主要是高纯度鱼油类药物，而不是作为保健品的鱼油产品。高纯度鱼油主要含有不饱和脂肪酸、EPA等，可以降低血中的甘油三酯。冠心病的发生主要同低密度脂蛋白胆固醇升高有关，与甘油三酯的升高也有一定的关系。因此，通过服用高纯度鱼油类药物在一定程度上可以防治冠心病，但作用较弱。

Q: 辅酶 Q_{10} 和他汀类药物可以一起吃吗？

辅酶 Q_{10} 作为一种重要的内源性抗氧化剂和能量代谢的重要调剂者，在机体稳态的维持中发挥重要的作用；另外，辅酶 Q_{10}尚具有潜在的肝脏和肌肉保护作用。因此，理论上在应用他汀类药物的同时加用辅酶 Q_{10}，或许可以改善患者对于他汀类药物的耐受性，减少不良反应，但尚需大规模、多中心、长期随访的临床试验来进一步验证。由于他汀类药物具有良好的安全性，目前临床实践中不常规推荐在服用他汀类药物同时服用辅酶 Q_{10}。

Q: 有没有"打针"治疗冠心病的药物呢？

随着制药技术的进步，目前已经成功开发出多种通过注射使用的降低低密度脂蛋白胆固醇和甘油三酯的抗体类和基因工程类药物，这些药物降低血脂功效强，同时也具有良好的安全性，而且可以半月到一年注射一次，患者依从性好。但是这类药物需要经医生评估后使用，而且应用中需要定期监测。

第六节

支架手术

Q: 嫌吃药太麻烦想放支架，这种想法有道理吗？

这种想法是完全错误的。冠心病是一种慢性病，目前还不能被完全治愈，药物治疗是其根本，无论采用何种治疗方案（比如植入支架、搭桥手术等）都需要长期甚至终身用药，规范的药物治疗可以最大限度地减少冠心病相关的不良事件，比如急性心肌梗死、恶性心律失常、心力衰竭等，甚至支架植入后第 1 年对药物治疗的要求更严格，主要是要求规范地使用双联抗血小板药物、控制好危险因素等，这样才能最大限度地控制好病变的进展、减少心绞痛的发生、避免或减少血栓形成等。所以为图省事、不想吃药而选择支架治疗的想法是万万要不得的。

Q: 支架可以取出来吗？

心脏冠状动脉的支架植入后同局部血管紧密贴合，目前没有办法将其取出，所以支架植入需要掌握严格的适应证和禁忌证，并在植入后遵照医嘱规律服用药物，防止支架再狭窄。

Q: 心脏血管对支架会过敏吗?

当前心脏冠状动脉植入的支架主要是金属材料，同时上面涂有多聚物和抑制细胞增生的药物，这些材质均为生物兼容，安全性好，目前研究显示发生过敏者极少。很少一部分反复发生支架内再狭窄的患者，可能是局部血管对支架及其涂层过敏，但这种过敏反应也是推测，缺少确定的证据支持。

Q: 支架放入体内能使用多少年?

冠脉内放了支架就不能取出，需要改善生活方式和按时用药，防止再狭窄，保持支架的长期通畅率。通常放置支架后会终身应用，但部分患者一旦出现支架的再狭窄或者闭塞，可能需要再次介入干预，或使用球囊扩张或支架再次植入，以保证血管通畅。因此，放置支架终身使用，维护支架通畅是关键。

Q: 做完了支架，是不是不用吃药了?

冠心病是一种慢性病，目前还不能被完全治愈，药物治疗是其根本，无论采用何种治疗方案（比如植入支架、搭桥手术等）都需要长期甚至终身用药，规范的药物治疗可以最大限度地减少冠心病相关的不良事件，比如急性心肌梗死、恶性心律失常、心力衰竭等。支架植入是立竿见影解决冠脉严重狭窄的手段，在急性心肌梗死时更是恢复血流、挽救心肌、拯救生命的关键治疗手段，所以支架植入可以起到明显改善心绞痛、减少心肌缺血、改善心功能甚至救命的作用，具有单纯药物治疗不能达到的治疗效果。药物治疗和支架治疗是两种各有所长的治疗方案，适用于不同患者、不同病情和不同时期。

Q: 放完支架是不是每个月都要抽血化验?

支架植入术后往往是患者刚刚诊断冠心病的时候，或者病情发生了变化的时期，在这个时期往往有很多药物是新近开始服用的，或者剂量较前进行了调整，在此期间需要密切监测相关的指标以掌握药物治疗效果是否达到预期及是否出现药物相关的不良反应，所以一般会在支架植入术后半个月到一个月时进行抽血化验，医生会根据这次化验的结果决定是否继续调整药物，如果有调整或者化验结果有问题可能还需要短期内再次进行抽血化验。一旦药物治疗效果达到预期、不再调整药物了就会拉长抽血化验的间隔，一般会是 3～6 个月；在病情长期稳定的情况下每 6 个月进行抽血化验就可以满足要求。所以支架植入术后并不是每个月都需要抽血化验。

Q: 冠心病植入支架满 1 年，是不是可以停药了?

冠心病在植入支架后 1 年内需要服用两个抗血小板药物及其他数种药物，这些药物的种类和剂量根据病情不同会有所不同，植入支架后满 1 年通常可以停用一个抗血小板药物，保留另一个抗血小板药物，保留的这个抗血小板药物通常需要长期甚至终身服用。由于冠心病是一种慢性病，终身需要药物治疗，所以不会完全停用所有药物，但是会根据病情和治疗反应动态调整药物品种和剂量，所谓的支架术后满 1 年可以停药其实只是停用一个抗血小板药，大部分药物是需要继续服用的。

Q: 放了支架又堵塞怎么办?

冠状动脉支架植入后由于危险因素控制不佳会再次发生堵塞，从而出现心肌缺血症状。对于再次堵塞，在冠状动脉造影明确诊断后，可以根据造影或者进一步腔内影像技术，寻找病因，局部处理可以采用再次植入支架、应用药物洗脱球囊等处理措施，严重者可能需要外科搭桥治疗。

Q: 放了支架可以坐飞机吗?

冠心病患者在支架植入术后，解决了冠状动脉狭窄问题，有效缓解了症状，不影响乘坐飞机等交通工具。但是，因为本身患有冠心病，建议乘坐飞机期间携带常用药物和急救药物，如硝酸甘油，以备急用。

Q: 有没有放入体内一段时间后完全能吸收/降解的支架?

与传统金属药物涂层支架不同的是，目前使用的可吸收支架的材料主要包括左旋聚乳酸（PLLA）、镁等，这些材料代替传统金属做成的支架，在植入后的一段时间内，会对狭窄的血管形成机械性支撑，同时释放出药物，防止再狭窄；可吸收支架在 2 年左右完全降解，复查造影看不出植入支架的痕迹。由于材料学问题，目前尚没有有效性、安全性俱佳的可降解支架广泛使用于临床，这一领域目前仍属研究探索阶段。

Q: 放了支架后多久需要复查冠状动脉造影？

冠状动脉造影没有定期复查一说，它不是常规的复查手段，心脏冠脉支架植入术后是否还需要复查冠状动脉造影，应该根据患者的病情来决定。如果病变较为简单，如单支血管病变放入 1～2 个支架，别的血管没有明显病变，且术后从未间断服用药物，也没有任何不适的症状，那么不需要常规复查冠状动脉造影。毕竟造影是有创检查，存在一定的手术风险，如造影剂过敏、穿刺部位血肿、冠脉夹层、增加放射照射等，虽然随着医疗技术的进步这种风险已经降到很低，但仍不是绝对安全的，而且反复穿刺桡动脉可造成桡动脉闭塞，增加患者在经济、心理和生理上的负担。

但是也有小部分患者必须要行冠状动脉造影检查。冠脉病变复杂程度、术后患者症状、支架植入的数目及位置等是决定是否需要复查冠状动脉造影的重要因素。

Q: 为什么放支架后血管又堵了，别人却一直都挺好呢？

对于目前的支架技术还不能做到百分之百避免支架内再狭窄，即使现在大多数使用药物涂层支架，也仍有 3% 左右的支架内再狭窄，尤其容易发生在支架植入术后 12 个月以内。如果出现支架内再狭窄，可能有以下原因。

1. 未按照医嘱规律服药，随意换药，随意停药等情况，支架植入术后抗血小板药物和他汀类药物都不能随便停药。

2. 不健康生活方式没有改变，仅靠药物是不够的，健康的生活方式是冠心病支架植入术后恢复的基础，是预防冠心病加重的基础。

Q: 放了支架，血管还会再堵吗？

"支架堵了"准确描述应为支架内再狭窄，是指支架内全程和（或）支架两端 5 mm 节段内管腔丢失，导致管腔狭窄程度 ≥ 50%。临床表现为心绞痛或急性心肌梗死再发等，需要再次血运重建。一方面植入支架的部位有可能会出现支架内再狭窄；另一方面未植入支架的血管也可能随着动脉粥样硬化进展，形成新的斑块并出现狭窄。

冠状动脉内皮损伤、内皮功能失调，以及支架内新生内膜增生是支架内再狭窄发生的共同特征和基本机制。支架植入术后药物治疗不规范（如血脂控制不达标），生活方式未改善（如未戒烟），危险因素（如血压、血糖）未能良好控制均可造成血管内皮损伤导致再狭窄发生。此外，支架断裂、膨胀不全或贴壁不良、尺寸不合适、支架不耐受等因素也可导致支架内再狭窄发生。

再狭窄病变建议进行腔内影像学检查（包括血管内超声即 IVUS 或光学相干断层成像即 OCT）寻找病因和指导治疗。再狭窄的治疗包括药物治疗、再次支架植入、球囊扩张（药物球囊、切割球囊、普通球囊等）、冠脉搭桥等，需要医生结合患者具体情况制定个性化治疗方案。

Q: 支架会断裂吗?

支架会断裂,但支架断裂是极为罕见的临床事件,这是与金属疲劳有关的,发生概率很低,有研究提示右冠状动脉、长支架、冠脉弥漫病变(长度>30 mm)、多支架重叠及严重迁曲成角血管似乎是支架断裂发生的危险因素,同时与支架壁的厚度及结构特点有关,但是这之间并没有简单的因果关系。对于这种情况一旦发生,临床医生往往要根据患者情况、病变特点及工作经验综合决定后续治疗方案。

Q: 进口支架和国产支架,哪个更好?

从支架材质来看,国产支架和进口支架没有太大区别,大多是以医用不锈钢、镍钛合金或钴铬合金作为材料。从涂覆的药物来看,目前临床上均采用免疫抑制剂西罗莫司类或抗增生药紫杉醇两类药物,国产和进口支架在此方面并无区别。至于临床疗效,随着国产支架临床研究的逐步开展和广泛应用,已有大量数据和临床实践经验证实,主流的国产支架不逊于进口支架。此外如果病变血管较为细小,需要直径更小的支架,或者患者血管比较迁曲,需要通过性更好的支架,以往认为进口支架这时候更具优势,不过近年来国产支架技术快速发展,已和进口支架无太大区别。总之,比起考虑价格因素或者产地因素,最为重要的是选择适合病变特点的支架。

Q: 放了支架还能做磁共振成像检查吗?

由于目前用于支架等制作的多为钛合金和其他合成材料,为非铁磁性和微弱磁性,因此目前认为这类支架等植入物植入人体后可以进行磁共振成像检查。不论是裸支架还是药物涂层支架,目前认为在 3.0 T 或以下场强的磁共振机上进行检查是安全的。一般推荐在支架等植入 6 周后做磁共振成像检查更为安全,因为这时支架等植入物与血管已有更好的吻合。

Q: 左侧卧会"挤"到支架吗?

冠状动脉内支架为金属网状结构,一旦释放植入血管即与血管壁紧密贴合,不会出现移位、受压,且心脏位于胸腔纵隔内,外有胸廓骨性结构保护,不受左侧卧位影响,不会"挤"到支架。

Q: 放支架后能运动吗?

冠心病患者支架植入术后建议健康的生活方式,包括养成运动习惯。有研究表明在冠心病二级预防中,运动带来的生存获益可与药物治疗相媲美。运动形式因人而异,低危患者的运动康复无须医学监护,高危患者的运动应经过评估,必要时在医学监护下进行。

第七节

搭桥手术

Q: 冠脉搭桥术与冠脉介入治疗相比，哪种方法更好？

冠脉搭桥术和冠脉介入治疗都是冠心病的治疗手段，目的都是实现冠脉的再血管化，改善心肌供血。对于这两种方式的选择，是需要结合患者冠脉病变特点及全身情况来综合判断的。

一般来说，冠脉病变越复杂，越适合做搭桥，例如三支冠脉均重度狭窄、左主干重度狭窄、前降支近段重度狭窄、长段弥漫重度狭窄等，这些情况下，介入治疗需要放入很多支架，或放入支架部位不理想，即使做了介入治疗，也难以维持血管长期通畅；而适用于介入治疗的冠脉病变，往往相对简单，如单支、双支冠脉的局部狭窄等，通过支架的植入，使局部狭窄消失，血管往往也能获得较好的长期通畅率。

另外，全身条件很差、多脏器功能不全的患者，也许无法耐受全麻手术，则不适合冠脉搭桥术；合并血液系统疾病、凝血功能差的患者，无法接受支架后的双联抗血小板治疗，则应选择冠脉搭桥术作为治疗方式。因此，全身情况也是二者选择时的重要考虑因素。

Q: 冠脉搭桥术后还会发生血管狭窄吗?

冠心病患者发生严重的冠脉狭窄后,心脏会出现缺血,冠脉搭桥术通过引入新的血管,来改善心肌供血。但冠心病的本质是冠状动脉发生粥样硬化性改变,粥样斑块的生长导致冠脉狭窄,而冠脉搭桥术虽能改善供血,但无法消除自身冠脉上的斑块,也无法阻止斑块的继续生长或新生,即无法根治冠心病,因此冠脉搭桥术后,患者自身的冠状动脉上是可能会再次发生狭窄的。

同时,冠脉搭桥术所引入的新的血管,即桥血管,本身也存在一定的狭窄和闭塞概率。一般来说,搭桥使用动脉作为桥血管时,长期通畅率会高一些;使用静脉作为桥血管时,通畅率则相对较低。对大多数患者而言,十年以上的动脉桥仍能保持良好的通畅率。

另一方面,冠脉搭桥术只是冠心病治疗方案中的一个环节。手术后,患者还需要长期口服治疗冠心病的药物,同时要保持清淡饮食,积极控制血压和血糖,戒烟戒酒,适当锻炼,这些都做到后,再次发生血管狭窄的概率就会大大降低。

Q: 介入治疗和冠脉搭桥术都不适合时该怎么办?

对于冠心病患者,当冠脉严重狭窄导致心肌缺血时,需要通过介入治疗或冠脉搭桥术来改善心肌供血。但二者只是冠心病治疗方案中的环节之一,且仅适用于冠脉严重狭窄时。因此,当冠脉本身狭窄不重时,并不需要介入治疗或冠脉搭桥术,而是应该积极进行冠心病的二级预防,即药物治疗、调整饮食、控制血压及血糖、戒烟戒酒、适当锻炼等。

当患者冠脉狭窄严重，但由于身体情况无法进行介入治疗或冠脉搭桥术时，更需要强调冠心病二级预防的重要性。须知，再血管化治疗只是冠心病治疗方案中的环节之一，规律的药物治疗、良好的饮食习惯、严格戒烟戒酒、适当心肺锻炼等，均能大大降低不良心血管事件的发生率。同时对于这样的患者，需要尽可能避免劳累、情绪激动，避免感冒、腹泻等情况，因为这些都会增加心肌耗氧量，使患者更容易出现心肌缺血。

Ⓠ 为什么有的冠心病不能放支架只能做搭桥手术呢？

冠心病的血运重建治疗包括介入与外科搭桥术两种。介入治疗是微创手术，大部分患者最终会放支架，也就是通常所说的心脏放支架。而搭桥手术必须开胸，创伤较大，对于介入治疗效果不好的患者，搭桥手术是一种很好的选择。那么，在临床上哪些情况需要做搭桥手术呢？支架植入术最大的"敌人"是复杂和弥漫病变。例如，慢性完全闭塞病变（动脉完全闭塞）、极度扭曲病变（血管成角严重）等，对于支架植入术是极大的挑战。又如，多支病变且病变段较弥漫，需植入多枚支架，抛开费用问题，植入过多数量的支架，出现不良事件的风险也会相应增加。而对于复杂和弥漫病变，搭桥所受影响小得多，这是由两种术式的特点决定的。支架是在血管病变处做文章，病变本身的复杂、弥漫程度，会影响支架植入术的手术难度及长期效果；而对于搭桥而言，无论中间的病变多么复杂和弥漫，桥血管可以绕过这些难题，直接到达远端给心肌供血，规避了复杂及弥漫病变本身的风险。总的来说，冠状动脉血运重建方式的选择，既要结合患者全身状态与解剖结构，也要考虑术者经验与患者意愿等因素，心内外科团队与患者及家属充分沟通、讨论，最终决定选择最为合理。

Q: 做了冠状动脉搭桥手术后还能放支架吗?

因为冠心病做了搭桥手术的患者，如果再发心绞痛，还是可以放支架的，但必须完善相关检查，评估手术风险及可行性。如果检查证实为再发心肌缺血，优先解决原发冠状动脉，桥血管也可以做介入治疗，但风险和并发症高，应做好充足预案准备。如果病变不适合放支架，就只能考虑强化药物治疗，或者二次搭桥手术。

第八节

他汀类药物

Q: 冠心病的血脂控制目标是多少？

冠心病患者血脂通常以低密度脂蛋白胆固醇水平作为控制目标，一般冠心病要求血低密度脂蛋白胆固醇水平 ≤ 1.8 mmol/L，以延缓冠心病动脉粥样硬化疾病进展。根据病情，对于严重、弥漫的血管病变，合并外周动脉广泛动脉粥样硬化表现的患者，血低密度脂蛋白胆固醇水平要求 ≤ 1.4 mmol/L，具体需在医生建议下调整。

Q: 低密度脂蛋白胆固醇降得越低越好吗？

冠心病患者低密度脂蛋白胆固醇一般要求控制在 1.8 mmol/L以下，对于一部分超高危的患者，控制目标更严格（需要控制在 1.4 mmol/L 以下）。尚缺乏证据支持低密度脂蛋白胆固醇降得越低越好。

Q: 冠状动脉粥样硬化斑块可以吃药消除吗？

大家需要知道的是，动脉硬化是人体内血管老化的一个过程，从儿童时期就已经开始了，妄图使硬化的动脉恢复弹性相当于返老还童，任何人都做不到。而动脉硬化斑块是可以通过服用药物使其缩小或消失的，但并不是所有的患者都可以达到这种治疗效果。大多数人只要保持疾病不再进展，就已经达到治疗的目的了。少数人可以达到斑块缩小，极少数人的斑块甚至可以完全消失。但是必须得满足一定的条件，包括慢性疾病得到良好的控制，不良习惯必须完全戒除，胆固醇水平需控制在 1.8 mmol/L 以下。

动脉粥样硬化斑块是位于血管内膜和中膜之间沉积的物质，主要由脂质、巨噬细胞、淋巴细胞、平滑肌细胞和细胞外基质等组成的。斑块形成本身是一种病理过程，其一旦出现，很难被消除。通常积极地控制血压、血脂和血糖等危险因素，防止其进展。在一些特定情况下，通过积极的降脂治疗，可以在一定程度上使斑块减小。

因此，目前并没有能够"融化"斑块的药物，大多数只要维持现状，病情不再加重，就相当于达到治疗目的了。

Q: 血脂不高为什么还要吃降脂药？

因为冠心病主要是由于冠状动脉粥样硬化斑块形成，斑块破裂、出血，从而造成冠状动脉狭窄进而导致心肌缺血，引起心绞痛，甚至心血管闭塞而导致心肌梗死。而他汀类药物可以降低血液中的低密度脂蛋白胆固醇，减少其在动脉壁的沉积，延缓斑块的发展，同时稳定斑块，防止冠脉事件的发生发展。所以冠心病的患者一经确诊，无论血脂是否升高，都应该服用他汀类的药物，而且首选阿托伐他汀钙片、瑞舒伐他汀等中强效他汀类的药物。

Q: 化验单上的血脂正常，还要继续吃降脂药？

因为冠心病患者对血脂（低密度脂蛋白胆固醇）的控制需要更加严格，才能防止动脉粥样硬化进展和临床事件的发生；而化验单的正常值，是基于大规模正常人群标准设定的，因此，冠心病患者血脂控制不应参考化验单"正常值"。得了冠心病，要把低密度脂蛋白胆固醇降到 1.8 mmol/L 以下。如果患者有多支病变，甚至同时有糖尿病、高血压等多种危险因素，低密度脂蛋白胆固醇要降得更低一点，降到 1.4 mmol/L 以下更加合理。

Q: 他汀类药物可以降甘油三酯吗？

他汀类药物主要作用为降低低密度脂蛋白胆固醇，而非甘油三酯。

Q: 他汀类药物应该怎么吃？

他汀类药物睡前服用效果最佳，因为他汀类药物的主要作用是降血脂，在降低低密度脂蛋白胆固醇（LDL-C）、总胆固醇方面优于甘油三酯。夜间是肝脏合成胆固醇的高峰，在胆固醇合成高峰之前的 2 ～ 3 小时服用他汀类药物能更有效地抑制胆固醇合成，能把胆固醇降到最低的水平，所以临床上主张在睡前服用他汀类药物。因为他汀类药物存在一定肝损伤、肌损伤风险，因此需要在服用他汀类药物过程中定期监测肝功能、肌酸激酶以及时发现并处理他汀类药物相关不良反应，但总体来说他汀类药物治疗的获益远远大于相关的风险。

Q: 他汀类药物的不良反应都有什么？

他汀类药物是临床上常用的药物，主要功效是降血脂、抗动脉硬化，预防心肌梗死和脑梗死的发生。这类药物在冠心病患者中需要长期使用，因此在用药过程中要密切监测不良反应，他汀类药物的不良反应主要包括以下几方面。

1. 肝功能异常，在用药过程中要注意监测转氨酶、胆红素等肝酶，如果转氨酶出现异常或者转氨酶高出上限比较多，要及时停用或减少正在应用的他汀类药物或者换用其他的他汀类药物。

2. 他汀类药物对肌肉的影响：可以造成肌肉疼痛、乏力、关节疼痛，个别情况出现横纹肌溶解。因此，一旦在使用他汀类药物期间出现可疑的肌肉疼痛、关节疼痛、全身无力的情况要到医院就诊，检查相关的实验室肌酸激酶指标，来判断是否出现了他汀类药物相关的肌肉损伤，根据具体情况调整药物剂量和种类。

3. 其他：他汀类药物对肾功能、血糖等的可能影响，还没有定论。

Q: 吃了他汀类药物后总是肌肉疼，停了就好了，能不吃吗？

吃他汀类药物常会出现肌肉疼痛的问题。首先判断疼痛是否由他汀引起的。若患者出现疼痛、乏力，且疼痛呈对称性，影响大的肌肉组织，并出现在开始服用他汀 2 周内，停用后 2 周内疼痛消失，则由他汀引起不良反应的可能性极高；相反，若疼痛局限，并出现在开始服用他汀 1 个月之后且停用后不消失，则他汀相关不良反应可能性极低。如果明确他汀引起的肌肉疼痛，首先，应该让自己宽心，他汀引起肌肉疼痛是一种可以缓解和避免的不良反应。其次，应该在医生的建议下尝试不良反应更少的他汀类药物。最后，由于肌肉不良反应呈剂量依赖性，应该在医生的指导下找到适合自己的剂量，并果断减少确实引起肌肉不耐受的他汀剂量。

另外，可以考虑联合使用依折麦布，增加降胆固醇疗效。对于经过上述尝试仍无法达到治疗目的的患者，可以尝试新型降胆固醇药物，例如 PSCK-9 抑制剂。此外，日常服用辅酶 Q_{10} 补充剂，可有效降低肌肉疼痛发生率。

Q: 听说他汀类药物伤肝、伤肾，不吃可以吗？

目前临床上使用的他汀类药物基本上已经上市多年，有着大量人群使用数据，都是安全性很好的药物，目前看发生不良反应的概率很小，尤其是严重的不良反应更是少见。在他汀使用过程中尤其是刚开始使用、剂量增加时，合并其他严重的疾病和较多用药的时候应该监测肝功能、肾功能等，如果有不良反应医生会根据情况进行调整，即使出现不良反应也多半是轻微的，通过减量、暂停、更换品种等可以恢复，甚至有些不需要改变药物和剂量，仅仅通过随访、复查就自行恢复了，通常不会造成严重的后果。但是在服用他汀之前哪些人会出现不良反应是无法预测的，不能"杞人忧天"，因为担心自己可能出现不良反应而不使用他汀，这样对冠心病病情的控制十分不利。

Q: 吃他汀类药物时要不要同时吃点保肝药?

目前临床上使用的他汀类药物都有着多年、大规模人群的使用经验，安全性良好，很少有不良反应，尤其是严重的不良反应，包括转氨酶升高、肝功能损害等情况很少发生，即使发生的话也是轻微的、可逆的，只要按医生的要求按时复查，有问题的话及时发现、及时处理就行，不需要预防性地同时吃保肝药。

Q: 口服他汀类药物后血脂控制得很好，可以停服吗?

需要继续口服他汀类药物。对于冠心病患者血脂控制非常重要，长期规律口服他汀类药物也非常重要。即使血脂已达标，如果停用他汀类药物，有可能使低密度脂蛋白胆固醇再升高。

阿司匹林

Q: 冠心病患者都要吃阿司匹林吗?

阿司匹林是一种抗血小板药物，由于血小板激活和聚集，从而导致血栓形成，这是冠心病、心肌梗死发病机制中很重要的一环，所以抗血小板治疗是必不可少的，阿司匹林由于其减少冠心病血栓事件的明确作用，在冠心病患者中广泛使用。但是目前疗效确切的抗血小板药物不止阿司匹林一种，常见的还有氯吡格雷、替格瑞洛等，有时需要两种抗血小板药物联合使用，有时只使用其中一种，根据患者病情不同可能会选择阿司匹林，也可能会选择其他抗血小板药物，或者同时服用两种。

Q: 可以吃阿司匹林预防冠心病吗?

阿司匹林不只用于冠心病，也常常用于脑梗死、一过性脑缺血发作等动脉粥样硬化性疾病，由于这类疾病有着类似的发病机制和危险因素，所以用药的种类往往相同，在吃阿司匹林治疗脑梗死的同时也对冠心病的血栓事件起到了预防作用。还有一种情况是患者现在虽然没有冠心病和脑梗死等动脉粥样硬化性疾病，但是具有心血管疾病的高风险（一般指 10 年心血管疾病风险

＞10%），在权衡出血风险后可以使用阿司匹林预防性治疗，以降低心肌梗死等的发生率。除此以外，一般人群没有必要预防性使用阿司匹林。

Q: 氯吡格雷和阿司匹林有何异同？

氯吡格雷和阿司匹林都属于抗血小板药物，可以抑制血小板的聚集、预防血栓形成，是几乎所有冠心病患者都会用到的药物，大多数冠心病患者在大多数时间内仅需服用其中的一种，但在某些情况下会两种药一起服用，比如急性心肌梗死和不稳定性心绞痛后 1 年以内的患者及冠脉植入支架后 1 年以内的患者。这两种药物是从不同的机制发挥抑制血小板的作用，两者联用的话抑制血栓形成的作用更强。具体服用哪一种药物医生会根据患者的具体情况制定个性化的用药方案。

Q: 服用抗血小板药物出血怎么办？

冠心病患者在服用抗血小板药物期间，出血是其并发症之一。出血分为微量出血、轻度出血、中度出血、重度出血和危及生命的出血。对于微量出血和轻度出血，如牙龈出血、皮肤黏膜少量出血，通常问题不大，不影响进一步服用抗血小板药物；而对于中度及以上的出血，应该积极到医院就诊，请医生评估和处理。

Q: 阿司匹林早上吃还是晚上吃更好？

阿司匹林早晨吃可以，晚上吃也可以。目前临床的证据没有显示出来阿司匹林早上吃会更好，还是晚上吃会更好。阿司匹林如果作为一种心脑血管疾病预防的药物，它是肠溶小剂量的，每一个阿司匹林肠溶片可能含有 100 mg。阿司匹林发挥临床疗效的机制就是抑制血小板的聚集，而阿司匹林对血小板聚集的抑制作用是不可逆的，一旦它把这一批血小板的活性抑制住之后，只有新形成的血小板才具有活性，这种情况下，每天固定一个时间，比如说早上服用，就天天在早上服用，这样每天早上就可以把夜间新形成的血小板抑制住，防止血栓形成。

Q: 什么是"双抗"？

"双抗"是双联抗血小板治疗的简称，急性冠脉综合征及支架植入术后的患者根据病情需要进行双联抗血小板治疗，通常选择阿司匹林联合氯吡格雷或者阿司匹林联合替格瑞洛作为双联抗血小板治疗选择，具体选择须医生指导下进行。

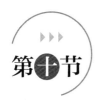

第十节

硝酸甘油

Q: 硝酸甘油怎么服用呢?

硝酸甘油通过扩张冠脉增加心肌供血,降低心肌耗氧量而有效地缓解心肌缺血症状,是冠心病治疗的常用药。服用注意事项如下。

1. 应坐位或半卧位服药。含服硝酸甘油时最好采用坐位或半卧位,预防扩血管后低血压导致的脑部供血不足甚至摔倒。

2. 药物需要舌下含服,一次服用不能超过 3 片。正确的做法是舌下含服,两三分钟即可起效,5 分钟达到效应高峰,如果连服 3 片仍不见效,不能继续服用(可能导致低血压,甚至贻误救治时机),应警惕急性心肌梗死,立即拨打 120,尽快就医。

3. 避光保存和注意有效期。硝酸甘油结构不稳定,极具挥发性,遇热更易挥发,所以禁止贴身保存,还要注意避光,打开一瓶新的硝酸甘油后,一定要注明时间,开瓶后药物有效期最长只有 6 个月。

Q: 为什么硝酸甘油需要舌下含服呢?

硝酸甘油作为缓解心绞痛症状的急救药物,需要在短时间内发挥扩血管作用。舌下黏膜血管丰富，舌下含服，药物能够避免肝脏的"首过效应"（即药物经过胃肠道给药，在进入血液前被肝脏代谢，使进入血液循环的药量减少，药效降低），可直接被吸收入血液发挥作用。

舌下含服硝酸甘油时还需要注意以下几点。

1. 含服时间一般控制在 5 分钟左右，保证药物被充分吸收。

2. 不要咀嚼、进食或喝水。

3. 因服药后会引起血压降低，建议采取坐位或半卧位含药。

4. 如果 15 分钟内连续含服 3 片疼痛未能缓解，应马上就医。

Q: 硝酸甘油怎么吃？

硝酸甘油是冠心病常用的缓解症状药物，半衰期仅数分钟，常用于急救。常用剂型为舌下含片、喷剂、透皮贴剂、膏剂和静脉制剂等。硝酸甘油口服生物利用度低，吞服效果差，患者家中自备药物多为硝酸甘油含片、喷雾剂，通过舌下含服或喷雾吸入，药物可经舌下静脉丛或黏膜直接吸收。在急性期，对无禁忌证的进行性缺血患者，可立即舌下含服硝酸甘油 0.5 mg，之后每隔 5 ～ 10 分钟可追加最多 3 次，仍不能缓解症状需要立即就医。硝酸甘油过量使用可造成顽固性低血压，反而加重病情。需注意，硝酸酯禁用于收缩压 < 90 mmHg 或发病后血压较基线水平下降幅度超过 30 mmHg 或以上的情况。

Q: 胸痛时硝酸甘油和速效救心丸到底吃哪个药更好？

硝酸甘油进入血液会迅速起效，能够扩张冠状动脉，增加冠状动脉的血液流量，改善心肌供血；硝酸甘油还能扩张外周的动脉和静脉，降低血压和心脏耗氧量，从而缓解心绞痛。在心绞痛发作时，建议立即舌下含服 1 片硝酸甘油，如不见效隔 5 分钟再含服 1 片，连服 3 次仍不缓解，应迅速拨打 120 急救电话。如果出现硝酸甘油耐药，可以换用有缓解心绞痛功效的中成药，如速效救心丸。

第十一节

降压药

Q: 高血压和冠心病是姊妹病吗？

高血压病时，高级神经中枢活动障碍，大脑皮层长期处于兴奋状态，引起交感神经兴奋，释放儿茶酚胺过多。儿茶酚胺增多可直接损伤动脉血管壁，还可引起冠状动脉痉挛。同时心血管系统对儿茶酚胺的敏感性增加，从而加速冠状动脉粥样硬化的过程。高血压病时，血流对动脉壁的侧压加大，血中脂质易于侵入动脉壁；血管张力增加引起动脉内膜过度牵拉及弹力纤维断裂，造成内膜损伤、血栓形成；动脉壁内毛细血管破裂，造成内膜下出血、血栓形成，引起内膜纤维组织增生，最终导致动脉粥样硬化。高血压常伴冠心病，冠心病的发病率和死亡率随着血压水平的升高而增加，高血压患者心肌梗死发生率为血压正常者的 2倍，我国冠心病患者 70% 以上合并高血压，因此，高血压加快动脉粥样硬化及冠心病形成和发展速度。

Q: 同时患有高血压和心肌梗死，如何选择降压药？

高血压合并心肌梗死，首选的降压方法是应用 ACEI 或 ARB，以及 β 受体阻断剂这三类药物。首先，ACEI 和 ARB 本身具有良好的降压作用，而且它们具有很好的心脏保护作用。不管是高血压还是心肌梗死，都会对心脏产生很大的影响，会导致心脏的结构发生改变，而 ACEI 和 ARB 类的药物恰恰可以预防这种改变的发生，从而可以改善高血压合并心肌梗死患者的预后。另外，β 受体阻断剂可以减慢心率，减少心脏耗氧，减轻心肌梗死对心脏的影响，同时可以减少心肌梗死之后心绞痛的发作，所以也作为高血压合并心肌梗死的首选药物。但是如果患者出现心率慢、心功能差的情况，β 受体阻断剂要根据患者的情况进行选择。如果患者还合并其他的情况，或者在应用以上药物的时候，血压控制仍然不好，医生会根据患者的情况进行调整。

Q: 突然停用美托洛尔好吗?

美托洛尔是临床中最常用的 β 受体阻滞剂，冠心病患者如果突然停用美托洛尔会出现拟交感反应，导致心率反射性增快，心肌耗氧增加，有可能会诱发心绞痛甚至急性心肌梗死。因此，长期服用美托洛尔患者不要盲目地停药，应在医生指导下逐渐减量直至停药。

Q: 没有高血压病史，心肌梗死后为什么要吃降压药?

心肌梗死后患者只要没有禁忌证，就应尽早使用 ACEI/ARB 等降压药物，这将有助于防止心脏扩大、心力衰竭的发生。当然对于血压偏低者，应从小剂量开始使用，以免用药后血压过度下降，2 ～ 4 周后酌情再增加药物剂量，以达到最佳的治疗效果。总而言之，心肌梗死后患者即使血压不高，也需要使用 ACEI/

ARB、β 受体阻滞剂或螺内酯等这些能抑制神经内分泌激活的抗高血压药，其目的不是降压，而是防止心脏扩大、防止心力衰竭的发生，延缓或防止患者病情的恶化。

❓ 我没有高血压，为什么要吃"降压药"？

冠心病二级预防治疗中包括 β 受体阻滞剂、血管紧张素转化酶抑制剂或血管紧张素受体拮抗剂等均具有降压作用，可用于高血压患者的降压治疗，但同时上述药物也是冠心病改善预后的药物，即使没有高血压病，也需要使用以减少冠心病心脏事件，提高带病生存率，具体治疗需遵医嘱。

❓ 吃中药能根治冠心病吗？

不管是现代医学还是传统医学，目前都没有权威人士或机构站出来说冠心病已经可以根治了！冠心病本身也分轻重，对于典型的心绞痛、心肌梗死，就不要以中医药为主了，因为确实效果不明确。举个例子：心绞痛发作的时候，目前证明只有硝酸甘油有效；对于严重的心血管狭窄，目前只有阿司匹林＋他汀有效。传统医学有精华的东西，我们一定要继承，尤其是对于疾病的预防可以选择中医药。对于轻度冠心病，在中医医生指导下，可以选择中药来预防病情加重，预防血管进一步狭窄，减少心绞痛发作，减少心肌梗死，降低支架或搭桥的死亡率。冠心病患者吃中药需要客观冷静，取其精华！

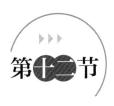

第十二节

生活防治

Q: 冠心病心脏康复是什么?

心脏康复是一门融合生物、运动、营养、心身医学及行为医学的综合防治体系,是指以医学整体评估为基础,通过五大核心处方〔包括药物处方、运动处方、营养处方、心理处方(含睡眠管理)、患者教育(危险因素管理和戒烟)〕的综合模型干预危险因素,为冠心病患者在病程急性期、恢复期直至整个生命过程提供心理、生物和社会等多方面、长期综合的管理。心脏康复获益包括减缓和抑制动脉粥样硬化进展,预防冠心病的发生发展;提高运动耐量,改善生存质量;减少心脏事件,控制危险因素,全面改善生命预后。

Q: 生活习惯非常好,就不会得冠心病了吧?

冠心病是由多种因素共同导致的疾病,和遗传、后天生活习惯、所患相关疾病等都有关系,即使没有传统的危险因素也可以患病。所谓的健康生活方式(比如天天锻炼、健康饮食、不吸烟、不喝酒等)可以明显地降低冠心病的发生率及相关疾病(比如高血压病、糖尿病、血脂异常等)的发生率,但是这不意味着百分之百的安全，可以保护自己不得冠心病。所以尽量保持健康的生活方式，将自己能掌控的部分做到最好，尽量减少患冠心病的风险，同时不要麻痹大意，不要认为自己已经如此自律了就不会得冠心病，还是要做到定期体检，有不适及时就医。

Q: 定期"输液"能防治冠心病吗？

冠心病是冠脉血管发生动脉粥样硬化导致管腔狭窄，引发心肌缺血缺氧的慢性疾病，主要是在各种危险因素（高血压、高脂血症、糖尿病、吸烟、肥胖、年龄、性别和遗传家族史）长期作用下缓慢发生的。所谓的定期"输液"并不能有效控制上述危险因素，并不能改变动脉粥样硬化进程，所以不能用于防治冠心病。

Q: 冠心病患者为什么一定要戒烟？

因为烟草中的成分能够损伤冠脉血管内皮，加速动脉粥样硬化的发生、发展；大规模的数据也证实，抽烟的人冠心病的发病率非常高，所以对于烟民，尤其是中老年的朋友，本身血管硬化就容易出现动脉粥样硬化，如果再抽烟、冠心病的危险因素就更加加重病情，所以冠心病的患者一定要戒烟。酒里面的成分能够刺激儿茶酚胺释放，让心脏耗氧量增加，心绞痛的发作就会更加频繁。综上所述，对冠心病心绞痛的患者要戒烟限酒。

Q: 吸电子烟是不是不会得冠心病？

电子烟中使用的电子液体通常包含丙二醇和甘油的混合物，

并添加了尼古丁和调味剂。电子烟蒸气中可产生尼古丁、羰基化合物和氧化剂、超细微粒物质（PM0.1，PM2.5）和金属，大量的研究显示，这些蒸气中的物质均会引起冠状动脉损伤，从而发生冠心病。

Q: 得了冠心病，能游泳和爬山吗？

冠心病患者建议进行适度的活动，因此可以游泳和爬山。但由于运动可能诱发心肌缺血，不建议冠心病患者进行非常剧烈的竞技运动。

Q: 体检发现血脂高，是因为吃肉吃多了吗？

血脂检查中的甘油三酯受饮食影响较大，吃肉（特别是肥肉）较多时，有可能出现甘油三酯升高；血脂检查中的低密度脂蛋白胆固醇则更多受到机体自身代谢的影响。对于高脂血症的患者，建议低脂饮食，少进食肥肉等。

Q: 适合冠心病患者的饮食有哪些？

饮食模式与心血管疾病风险密切相关，且心血管疾病始于胎儿和幼儿期，因此应在生命早期养成有益心脏健康的饮食习惯。通常，有益心脏健康的饮食包括水果、蔬菜、全谷物、健康蛋白质（植物、鱼类和海鲜、低脂或脱脂乳制品）、瘦肉和未加工肉类、液体植物油及最低限度加工的食品，还应减少糖和盐摄入。

观察性和干预性研究表明，富含水果和蔬菜的饮食模式（白马铃薯除外）与心血管疾病风险降低相关。深色水果和蔬菜往往比浅色或白色水果和蔬菜营养更丰富。此外，应该选择完整的水果和蔬菜以获取更多膳食纤维和饱腹感，而不是果（蔬）汁。所有形式的水果和蔬菜（新鲜、冷冻、罐装和干燥）都可以被纳入有益心脏健康的饮食模式。

选择全谷物，而不是精制谷物。

选择健康的蛋白质来源，主要是植物，包括豆类和坚果。食用豆类可降低心血管疾病风险，食用坚果可降低冠心病和卒中的发病率或死亡率。经常吃鱼和海鲜。每周吃 2 ～ 3 份鱼与较少吃鱼相比，全因死亡、冠心病、心肌梗死、卒中和心力衰竭发生率降低。选择低脂或脱脂乳制品代替全脂乳制品。

如果需要肉类或家禽，选择瘦肉和未加工肉类，限制红肉和加工肉。

使用液态植物油，而不是热带油（包括椰子油、棕榈油等）、动物脂肪（包括黄油和猪油等）及部分氢化脂肪。多不饱和脂肪主要来自植物油，例如大豆、玉米、核桃、葵花籽、红花籽和亚麻籽榨的油；而单不饱和脂肪来自肉类脂肪和植物油，例如菜籽、橄榄和坚果榨的油。此外，脂肪含量高的鱼是 omega-3 脂肪酸的良好来源。

减少加工食品的摄入，食用未加工或者最低限度加工的食品。

减少含糖饮料和食物摄入，低能量甜味剂代替添加糖对体重和代谢的影响尚不确定，亦不宜多摄入。选择少盐或无盐食物。不饮酒或者限制饮酒量。

Q: 怎么预防冠心病?

为了防止冠心病的发生，需要对危险因素和不良生活方式进行早期干预，减少冠心病的发生。具体的预防措施：对高危险因素个体，患有高血压、高血脂、糖尿病的患者要早期接受降血压、降血脂、控制血糖治疗，改变不良的生活方式，注意早睡早起、不熬夜、戒烟少酒、身心愉悦、营养与饮食均衡、劳逸结合、增加体育锻炼等，这些都是可控的危险因素，是可以改变的。还有一些不可控危险因素，包括年龄、性别、遗传（有冠心病家族史等）、种族等。若有不可控危险因素，且不改变可控的危险因素，那么就很容易患冠心病。

▶▶▶ 第四章

心肌梗死

第一节

浅谈心肌梗死

Q: 什么是急性冠脉综合征?

急性冠脉综合征（ACS），是以冠状动脉粥样硬化斑块破裂、出血、血栓形成为病理基础，并因此导致冠状动脉不同程度狭窄或闭塞，引发心肌缺血甚至梗死的临床综合征。临床分型包括急性 ST 段抬高性心肌梗死、非 ST 段抬高性心肌梗死和不稳定性心绞痛，其疾病状态不稳定，甚至危及患者生命安全，需要紧急就医，医生综合评估后采取处理策略。

Q: 什么是急性心肌梗死?

急性心肌梗死是冠心病的严重类型，由于为心脏供血的血管——冠状动脉发生急性病变，导致其所支配的心肌细胞缺血坏死。引发急性心肌梗死的冠状动脉病变大部分为动脉粥样硬化斑块破裂后继发血栓形成所致，也有其他少见的原因，比如血管痉挛、血管自发夹层、冠状动脉栓塞，或其他心肌供氧、供血等供需失衡等原因所致心肌细胞缺血坏死。

Q: 急性心肌梗死有哪些类型？

急性心肌梗死的分类方式有许多。可根据心肌梗死的发病机制分为 1 型心肌梗死（冠状动脉斑块破裂、血栓形成）及 2 型心肌梗死（其他原因所致的供需失衡）等。也可以根据心电图表现分为急性 ST 段抬高心肌梗死（STEMI）和急性非 ST 段抬高心肌梗死（NSTEMI）。

Q: 患急性心肌梗死的人多吗？

目前，我国冠心病患病人数约 1139 万，急性心肌梗死仍是威胁人类生命的重要杀手。2018 年我国城市及农村因急性心肌梗死死亡比例分别为 62.33/10 万人和 78.47/10 万人。中年及以上年龄、男性、吸烟、肥胖、高血压、糖尿病、高胆固醇血症及早发冠心病家族史是导致急性心肌梗死的危险因素。对于上述人群需重视心血管病风险筛查。

Q: 急性心肌梗死会遗传吗？

冠心病是一种多因素疾病，急性心肌梗死作为冠心病的一种表现形式同样如此。先天遗传不好（早发冠心病家族史）的患者的确较常人更具罹患该病的风险，但并非全部；后天健康的生活方式、危险因素的控制也十分重要。

Q: 得了急性心肌梗死会影响寿命吗？

急性心肌梗死的确是威胁人类健康的首要杀手，若不重视，急性期及远期的死亡率均大大提高。但随着当前医学的进步，对于急性心肌梗死治疗的最终目的便是改善患者的生活质量和远期寿命。积极治疗和随诊可以使部分心肌梗死患者的寿命接近其他人群。

Q: 为什么会得急性心肌梗死?

在多重危险因素的作用下，冠状动脉形成斑块，导致狭窄。在某些前提下，出现斑块破裂，继发血栓形成，导致冠状动脉供血急剧严重减少甚至完全中断，进而出现心肌细胞的坏死，因此出现临床症状及急性心肌梗死。

Q: 急性心肌梗死是否能够预防?

急性心肌梗死虽然凶险，但可防可治，通过及早发现并控制危险因素可以将急性心肌梗死的发生风险降低。具有危险因素的患者，要保持健康生活方式，积极监测血压、血糖、血脂，控制危险因素。有症状时及时就医。

第二节

识别急性心肌梗死

Q: 心绞痛和心肌梗死有什么区别?

从症状来看,心绞痛和心肌梗死性质相似,只是程度的差别。二者都常表现为胸痛,呈胸部的紧缩感、压榨感、压迫感、烧灼感、胸憋、胸闷或有窒息感、沉重感,有的患者仅表现为胸部不适、乏力、气短。主观感觉每个人的差异较大,但一般不会是针刺样疼痛。典型的部位是在胸骨后或左前胸,范围常不局限,可以放射到颈部、咽部、颌部、上腹部、肩背部、左臂及左手指侧,也可以放射至其他部位,还可以发生在胸部以外如上腹部、咽部、颈部等。

二者的区别在于心绞痛每次发作持续数分钟,一般不会超过15分钟,也不会是数秒钟或持续数小时。而心肌梗死持续时间多长于20分钟。另外,心肌梗死的胸痛常较心绞痛严重,常伴有大汗。持续性胸痛和大汗是国人急性心肌梗死最常见的症状,将近70%的患者有这两种表现。

事实上,心绞痛和心肌梗死是一个连续的疾病谱。心绞痛,尤其是不稳定性心绞痛,和心肌梗死的发生机制是一样的,都是血管中的"垃圾袋子"(斑块)破了,之后形成了血栓,部分或全部堵住血管。可以理解为，堵了部分血管是心绞痛，全堵了就是心肌梗死。仅仅凭症状，有时并不能判断是心绞痛还是心肌梗死，还需要心电图和心肌标志物的检测来帮助医生明确诊断。

Q: 如何尽早发现患了急性心肌梗死？

对于危险因素需积极监测及控制，定期体检及复查。如有胸闷、胸痛等症状及早就诊，特别是持续性胸闷、胸痛，甚至伴大汗、呼吸困难、濒死感、眼前发黑、头晕等症状应立刻拨打急救电话。

Q: 急性心肌梗死有什么症状？

典型的急性心肌梗死表现为持续性胸痛或胸闷等，可能与活动有关，也可能无明显诱因，于静息时出现，患者常感到较为明显的压榨性胸痛或憋闷感，可伴大汗、濒死感，严重者伴随心悸、头晕、双眼发黑甚至晕倒、猝死。

急性心肌梗死一般急性起病，一旦发病常持续较长时间不缓解，病程凶险。但也有患者在急性心肌梗死前可有不稳定型心绞痛表现，虽可自行缓解，但发作频繁，程度加重，如有此类现象，建议尽早到心内科就诊。

Q: 急性心肌梗死为什么会导致胸痛？

急性心肌梗死是心肌细胞严重缺血并导致心肌细胞坏死，在缺血缺氧时心肌内积聚的代谢产物刺激心脏内自主神经的传入纤维末梢产生疼痛的感觉，而且往往反映在胸骨后及双上肢的前内侧与小指，尤其是左侧，而多不在心脏部位。因此胸痛往往是由心肌细胞缺血坏死所致的典型症状。严重者出现心律失常、心力衰竭等并发症，也可有相应心悸、头晕、双眼发黑、晕倒甚至猝死等表现。

Q: 为什么发生胸痛后一定要呼叫120?

在我国11月20日设定了心肌梗死救治日，提出了两个120的概念。第一，120上面有专业的医务人员和设备，心肌梗死的患者随时可能发生心搏骤停或者猝死，有医务人员在旁边可以及时进行专业的处置；第二，120及时到达一定是会比自己开车要快的，因为120有专用的通道，速度快可及时救治。

Q: 肚子疼、牙疼有可能是心肌梗死吗?

不典型的急性心肌梗死可能会出现上腹部（胃部）疼痛，伴有恶心、呕吐等，此外一部分急性心肌梗死的患者有可能出现牙疼。

Q: 急性心肌梗死症状为什么会持续不缓解?

急性心肌梗死往往发生于冠状动脉急性血栓形成时，除非幸运地出现血栓自溶，否则冠状动脉供血不会恢复，疼痛不会自行缓解，故为持续性。急性心肌梗死患者可发生猝死，因为急性心肌缺血可并发严重心律失常、严重心源性休克等情况导致猝死。

Q: 是否能够在家自检发现急性心肌梗死?

急性心肌梗死主要的客观诊断依据是心电图、肌钙蛋白及冠状动脉造影，上述检查都无法在家自行完成。其胸痛症状亦并非急性心肌梗死所独有。因此患者一旦发生胸痛，特别是持续性胸痛，应立刻呼叫急救电话到医院急诊就诊。切记不要擅自尝试自行在家诊断以免耽误时间、延误救治。

Q: 得了急性心肌梗死能平卧吗?

许多民间观点认为，急性心肌梗死发作时患者不可以躺下，需掐人工、虎口并含服速效救心丸。事实上上述观点没有理论依据。急性心肌梗死发作时体位与疾病进展和转归不存在关系，掐人中、虎口并不能改善心肌缺血，速效救心丸也无济于事。最正确的处理方式是立刻终止活动，静止休息并呼叫急救电话。

第三节

提前了解并发症

Q: 急性心肌梗死的并发症有哪些?

急性心肌梗死的并发症包括心律失常,心力衰竭甚至心源性休克,心包炎,心室内血栓形成甚至体循环栓塞,机械并发症(如二尖瓣乳头肌功能不全或腱索断裂、室间隔穿孔、左室游离壁破裂)等。

Q: 急性心肌梗死并发症一般什么时候出现?

心律失常常出现于心肌梗死 48 小时之内,当然后期也有发生可能。机械并发症常发生于心肌梗死前 5 天,血栓形成及心力衰竭可发生于心肌梗死后任意时间。

Q: 急性心肌梗死并发症是可以避免的吗?

急性心肌梗死各类并发症在心内监护病房密切监测的前提下可很大程度上避免出现或即使出现也可及时处理避免造成严重后果,但尽管如此,仍有患者可能面临并发症的问题。有些并发情况,如心律失常可能与急性期缺血有关,病情稳定后发生率便会减少,但有些并发症,如心力衰竭,可能会长期存在。

第四节

需要做的检查项目

Q: 得了急性心肌梗死需要做哪些检验／检查?

急性心肌梗死最重要的检验／检查是心电图、肌钙蛋白、心脏超声及冠状动脉造影,特别是心电图和肌钙蛋白需连续动态监测。此外,常规检查如血尿便常规、凝血功能、生化等也是需要的。

Q: 为什么要做冠状动脉造影?

冠状动脉造影是诊断急性心肌梗死的重要方法,通过冠状动脉造影我们可以了解冠状动脉的病变程度、部位和性质。如有机会可同时开通有病变的血管,恢复心肌供血,挽救存活心肌。这是改善急性心肌梗死预后的重要举措。因此冠状动脉造影对于急性心肌梗死患者十分关键,而且事实上,除外禁忌后,急性心肌梗死患者往往需要接受急诊冠状动脉造影,以期及早拯救坏死的心肌细胞。

Q: 急性心肌梗死的诊断标准是什么?

典型的症状、ECG 缺血样的改变、升高的肌钙蛋白、超声心动图上室壁运动异常，甚至射血分数下降、冠状动脉造影提示冠状动脉病变等，这些都是急性心肌梗死会出现的异常表现，根据这些表现中的一个或数个即可诊断急性心肌梗死。

Q: 冠状动脉造影及经皮冠脉介入手术后并发症有哪些?

冠状动脉造影及经皮冠脉介入手术为比较成熟的手术，也是微创手术，在有经验的中心出现并发症的概率很小，但是并不能完全避免，特别是患者血管条件差、病变复杂、高龄或者合并基础疾病较多的情况下出现并发症的风险较一般人高。可能出现的并发症包括穿刺部位血肿、失血、冠脉损伤、心包压塞、心律失常、心功能恶化、围术期消化道出血、脑卒中、肾功能恶化甚至血液透析。

Q: 什么是肌钙蛋白?

肌钙蛋白是心血管医生诊断急性心肌梗死的重要辅助检查手段。正常情况下肌钙蛋白存在于心肌细胞中，血液中能检测到的浓度极低。但心肌细胞坏死时，细胞膜被破坏，心肌细胞内部结构崩解，细胞中的肌钙蛋白便释放入血，进而被检测到。肌钙蛋白是反映心肌细胞坏死的重要标志物。

Q: 肌钙蛋白、心电图、冠状动脉造影，等多久可以出结果?

肌钙蛋白：抽取静脉血即可获得，检测时间视不同机构或检测方法不同，在 30 分钟至 2 小时之内出结果。胸痛中心 24 小时之内随时均可检测。

心电图：随时随地均可获得（比如急救中心于家中、急救车转运途中、医院中），当时出结果。

冠状动脉造影：作为微创的介入手术，需在导管室完成，除外术前等候和准备时间，单纯冠状动脉造影若无特殊情况 30 分钟左右完成。但若需进一步介入治疗，则手术时间视手术难度不等。冠状动脉造影当时即可出结果。

Q: 检查肌钙蛋白、心电图、冠状动脉造影的注意事项是什么？

肌钙蛋白：无须空腹，随时都可以抽取静脉血送检即可获得。虽然肌钙蛋白是诊断急性心肌梗死的重要指标，但事实上肌钙蛋白并非起病当时即升高，若就诊特别及时，可能肌钙蛋白尚未开始升高。但临床上往往会根据典型症状及心电图表现诊断急性心肌梗死并积极给予治疗。对于刚起病便就诊的患者，有些急救措施未必需要等待肌钙蛋白出结果，或得出阳性结果才开始进行。另外，肌钙蛋白在病程中往往需要连续监测。

心电图：是诊断急性心肌梗死并评估临床情况的重要检查，往往需要连续复查或监测。

冠状动脉造影：术前需向医生告知自己既往是否存在严重过敏史，是否合并肾功能不全，是否有一些特殊疾病尤其是出凝血异常疾病，近期是否做过大手术或受过外伤，目前的用药情况等。围术期多饮水。放松心情。

Q: 化验单上肌钙蛋白升降的意义

肌钙蛋白是诊断心肌梗死的重要指标。只要肌钙蛋白升高便有意义，降低无临床意义。但急性心肌梗死只是导致肌钙蛋白升高的原因之一，具体肌钙蛋白升高是否为心肌梗死所致需临床医生综合判断。

第五节

治疗方法

Q: 得了急性心肌梗死需要怎么治疗?

急性心肌梗死的治疗包括药物治疗、介入治疗和外科手术治疗。有些严重并发症的患者还需要接受呼吸机支持、床旁血滤、循环辅助支持（如 IABP 和 ECMO）治疗。

Q: 得了急性心肌梗死为什么要吃抗血小板药?

急性心肌梗死患者的病因多为急性血栓形成，血小板在血栓形成和发展过程中起到关键作用，若植入支架治疗，也需要口服双联抗血小板药物，因此急性心肌梗死患者抗血小板药物至关重要，药物调整一定要遵医嘱，不可擅自调药。

Q: 抗血小板药需要吃多久?

患急性心肌梗死后及植入支架后，若无特殊禁忌或特殊情况，双联抗血小板药物需要联用 1 年，1 年后视临床情况决定是否继续应用，或改为单药抗血小板。改为单药抗血小板治疗后若无禁忌需终身口服。

Q: 抗血小板药有什么不良反应?

抗血小板药可能存在增加出血的不良反应,特别是阿司匹林还有直接刺激胃黏膜的不良反应。少量出血（皮肤出血、牙龈出血、鼻出血等）一般不会影响药物应用,但危及生命的大出血（如脑出血、大咯血、呕血、便血等）需及时就诊。

Q: 吃抗血小板药有什么注意事项?

抗血小板药可以晨起空腹服用,吸收效果最好。若服药后胃肠反应较重不能耐受,可放于餐后服用。服药期间尽量不与止疼药、退热药合用,特别是有基础胃病的患者,以免增加消化道出血的风险。

Q: 急性心肌梗死什么时间做手术最好?

从挽救心肌的角度讲,急性心肌梗死介入治疗越早越好。但起病超过一定时间后,急诊手术不能对已经坏死的心肌细胞起到挽救作用,反而会明显增加手术风险,这时应该考虑择期手术。医生会综合考虑患者个性化病情特点来选择手术时间。

Q: 急性心肌梗死能治好吗?

急性心肌梗死属于冠心病,目前无法根治,但尽管如此,健康的生活方式、积极控制危险因素、按医嘱吃药、定期复查、合适的治疗方案（包括及时血运重建）,完全可以使患者拥有和常人一样的生活质量和生存寿命。

第六节

介入治疗

Q: 急性心肌梗死再灌注有哪些方式?

急性心肌梗死恢复冠脉再灌注主要有 3 种方式:急诊介入治疗、溶栓治疗和冠脉搭桥手术。急诊介入治疗为首选,能够快速、有效地开通闭塞的冠脉,保障冠脉血流通畅,挽救心肌挽救患者生命;没有介入治疗条件的情况下,某些类型和发病时间的心肌梗死患者也可以选择溶栓治疗,但存在溶栓失败可能;冠脉搭桥治疗作为急性心肌梗死再灌注的补充治疗,受限于准备时间长、手术创伤大和患者全身状态差等因素,临床很少在急性期启动。

Q: 什么是冠心病介入治疗?

冠心病介入治疗全称是经皮冠状动脉介入治疗,具体做法是经外周动脉(多为桡动脉或股动脉)穿刺后植入鞘管,沿鞘管送入指引导管到左、右冠状动脉开口,随后完成冠状动脉狭窄部位球囊扩张及支架植入等操作,解除冠状动脉局部狭窄病变。

Q: 冠状动脉造影就是放支架吗?

不是,冠状动脉造影是检查手段,用于明确冠状动脉解剖情况、明确冠状动脉有无狭窄、明确狭窄部位和特点等，不是治疗手段。如果病变有介入指征且适合介入治疗，则启动以支架植入为代表的介入治疗。冠状动脉造影检查发现问题后可以在同次手术中完成介入治疗，也可以分次进行。

Q: 冠脉介入治疗微创手术有危险吗？

微创主要指外周动脉穿刺点创伤小，局部麻醉即可，并且随着介入器械的不断改进和介入技术的成熟，冠脉介入治疗微创手术的明显特点是手术时间短、效果明显及术后恢复快等，患者往往不需要卧床，术后即刻就可以下地走动，术后第二天就可以出院甚至立即重返工作岗位，但是微创不代表完全无创和百分之百绝对安全，毕竟是有创的治疗而且是在心脏的冠状动脉上进行手术，仍有发生并发症和意外的风险。

Q: 冠脉介入治疗在哪里穿刺？

冠脉介入治疗需要在外周动脉穿刺和放入鞘管作为通路，右侧桡动脉为最常用的入路，占当前介入治疗路径的 90% 以上；右侧股动脉是介入治疗最早启用的入路，由于术后需要右下肢制动、患者舒适性差、局部并发症发生率高等，目前已经不常规作为第一选择入路。其他可选择的入路包括左桡动脉、左股动脉、双侧肱动脉及双侧远端桡动脉等，个别医生也有使用尺动脉完成手术的。

Q: 怎么评估冠状动脉造影术中血管的狭窄程度?

当前冠状动脉造影狭窄程度的判断主要来自于术者肉眼评估，因此不同术者对同一病变狭窄程度的判断会有一定主观因素，会有差别；狭窄程度主要选取病变最重的投照角度，以病变处狭窄程度占近端或远端正常血管直径的百分比来表示。

Q: 冠脉狭窄程度超过多少需要放支架?

是否需要介入治疗也就是放支架是因人而异的，狭窄程度只是一个参考标准，并不是唯一决定性标准，不同的病情、不同的病变都会影响是否植入支架的判断，在冠状动脉造影的基础上还有一些手段可以帮助判断是否需要植入支架，医生会根据术中情况和患者的病情进行选用和判断。

Q: 做了支架植入手术就能恢复正常吗?

做了支架植入手术并非一了百了，还需从根本上控制危险因素，避免血管狭窄再次发生或者进展，才能保证良好预后。因此，即使做完支架植入手术，仍需按时服药，严格控制危险因素，保持健康生活方式，定期复查。

Q: 冠脉支架植入和搭桥手术如何选择?

冠脉支架植入和搭桥手术属于两种不同的血运重建方式，二者如何选择取决于患者临床情况、冠脉解剖结构及术者经验等因素，既有一定的临床研究和指南共性的评分和推荐原则，也要考虑到患者的具体情况。另外，患者和家属的意愿也是重要的参考指标，每个患者都有非常个性化的选择。

Q: 植入的支架会脱落吗？

冠脉支架随着球囊膨胀而打开，紧紧地贴附于血管壁，并且支架会有一定的径向支撑力，起到对血管壁的支撑作用，随着时间的延长，血管内皮会增生，将支架梁包覆于内皮之下，支架一旦植入不会移位，更不会脱落，即使剧烈运动、胸壁受压等情况，也有胸壁、心包等保护作用，不会塌陷、移位，因此不用担心冠脉支架的移位、脱落问题。

Q: 植入支架后为什么还有胸痛，而且深呼吸也疼？

心肌梗死后出现心包炎、胸膜炎，患者感觉胸痛好了却又发作，担心心肌梗死再发，但实际上往往可能是心肌梗死后综合征在作祟。急性心肌梗死后 2～4 周出现的发热、乏力、胸痛等症状，主要是肺炎、胸膜炎、心包炎等疾病的表现，叫作心肌梗死后综合征，又称 Dressler 综合征。其主要的发生机制至今尚未清楚，可能是由急性心肌梗死发作后坏死的心肌细胞引起的抗原抗体反应。也可能与感染病毒有关。治疗方面绝大多数患者是有自限性的，无须特殊治疗，即可以逐渐消失。但是有些患者病情较重，可以考虑给予非甾体类抗炎药，以及对症止痛治疗，严重者可以给予糖皮质激素短期治疗，患者的预后往往较好，没有后遗症。

Q: 支架可以使用多少年？

目前市场使用的支架主要是金属材质，过去有特殊材质的不锈钢，目前多为合金材料，植入冠脉后保持持续张力且不能取出，因此支架一旦植入，就会终身保留在血管中；对于支架效果的维持，主要在于长期使用抗动脉粥样硬化药物和抗血小板药物等，以维持支架通畅，防止再狭窄的发生。

Q: 什么是药物洗脱支架（DES）？

目前冠脉支架基质材料主要是金属材料，支架植入后对冠状动脉血管起到机械支撑作用，但在此过程会损伤血管内皮，引起内皮细胞反应性增生，有些患者的内皮细胞增生甚至非常过度，以至于支架内的内皮过厚，将支架腔堵塞，从而发生再狭窄，在金属裸支架时代再狭窄的发生率达到 20% ～ 30%；为了解决这一问题，诞生了药物洗脱支架，即通过一定技术将抑制内皮增生的药物（如紫杉醇、西罗莫司及其衍生物等）涂覆于支架金属梁表面，抑制内皮细胞的过度增生，从而预防再狭窄的发生。

Q: 什么是可降解支架？

目前使用的可降解支架以雅培公司的 Absorb 为代表，其材质为高分子聚合物，植入初期起到钢梁骨架的支撑作用，在 2 年左右缓慢降解并完全被组织所吸收，其研究和使用一度成为冠脉介入治疗领域的热点；但随着临床证据的积累，发现可降解支架靶病变失败率和支架内血栓发生率较金属支架显著增加，基于此雅培公司于 2017 年 9 月 8 日宣布终止可降解支架的销售；目前对可降解支架的研究国际和国内一些公司仍在进行之中。

Q: 支架植入后为什么还要吃药?

要知道支架的主要作用在于解除狭窄,起到冠脉血管内钢梁骨架作用,但是仍有问题不能解决,包括支架本身作为金属异物在血管内诱发血栓的问题,因此需要阿司匹林联合氯吡格雷(或替格瑞洛)治疗,防止支架内血栓的发生;另外,支架也不能解决动脉粥样硬化疾病发生机制问题,即不能从根本上治愈冠心病,故支架植入后还需要使用以他汀类药物为代表的综合抗动脉粥样硬化治疗,防止动脉粥样硬化病变的发生和进展,以及斑块破裂、缺血事件的发生。因此,支架植入并不是冠心病治疗的终点,还需要在医生指导下进行长期药物治疗。

Q: 冠脉介入治疗支架会塌陷吗?

当前,冠脉支架材质为金属材质,主要是各种合金材料,支架张开后具有一定的径向支撑力,因此在血管内贴靠是非常牢靠的;而且随着时间推移,冠脉内皮细胞增生,逐渐覆盖支架表面,支架被完全固定在血管壁上,因此支架不存在移位和塌陷问题。支架植入后无论躺卧的姿势还是在运动等场景,都不会导致支架移位。

Q: 冠脉搭桥后又有症状能放支架吗?

冠脉搭桥后再次出现缺血证据,往往需要再次干预,措施包括再次搭桥、介入治疗和强化药物治疗。再次搭桥受到患者全身状态、首次搭桥后心脏局部解剖变化和桥血管材料等限制,往往很难进行，因此介入治疗是更常见的选择并易被患者及家属所接受。搭桥后患者的介入治疗，应综合评估患者全身状态、心脏功能和心脏血管的解剖结构，建议首选开通患者自身冠脉血管，完成支架植入操作；桥血管支架植入可选，但要注意静脉桥血管处理的血栓栓塞、慢血流/无复流、支架对静脉应力等，谨慎选择，仔细操作，防止并发症的发生。

Q: 支架植入后还能活多少年?

支架植入解决了患者心肌缺血问题，理论上改善了患者长期生存等预后，提高了患者的生活质量。支架植入后要遵医嘱服药，改变吸烟等不良生活习惯，降低支架内血栓和支架内再狭窄等不良预后。因此，支架植入后对寿命本身无不良影响，反而因为降低了缺血相关的心血管风险而可能延长寿命。

Q: 哪些急性心肌梗死需要紧急介入治疗?

急性 ST 段抬高性心肌梗死往往需要紧急介入治疗，尤其是症状发作 12 小时以内仍有缺血表现的患者，越早上台开通血管效果越好；如果症状发作超过 12 小时，但是患者症状不缓解或仍有缺血证据，也推荐紧急启动急诊介入治疗；对于非 ST 段抬高性心肌梗死，医生对患者进行危险分层，极高危的患者应紧急启动急诊介入治疗。

Q: 为什么说急性心肌梗死"时间就是生命，时间就是心肌"？

急性心肌梗死往往是冠脉完全阻塞，心肌出现缺血、缺氧导致心肌细胞坏死；心肌坏死往往从心内膜开始，逐渐扩展到心外膜，随着时间延长，形成冠脉供血区域完全透壁的梗死带，严重影响患者的心脏功能，增加患者的不良预后。因此及早开通阻塞的冠状动脉，能够阻止这一不良进程，最大程度地减少心肌梗死范围和降低患者死亡率，因此急性心肌梗死再灌注治疗一定要强调"时间就是生命，时间就是心肌！"

Q: 急性心肌梗死支架植入后还用住院吗？

急性心肌梗死行紧急血运重建、支架植入后并非万事大吉，还需要在心脏监护病房（CCU）密切监测和进一步治疗。因为心肌梗死是有并发症风险的，即使支架植入后，已经坏死的心肌也不可再生，后续可能出现心衰、心律失常、室壁瘤形成、栓塞及机械并发症（包括心脏破裂、室间隔穿孔、二尖瓣反流）等，因此需要密切监测，及时预防和处理。

Q: 为什么慢性稳定性冠心病也要进行介入治疗？

慢性稳定性冠心病包括慢性稳定性劳力型心绞痛、缺血性心肌病和急性冠脉综合征之后稳定的病程阶段。其病理基础为冠脉固定狭窄，使用药物抗动脉粥样硬化和缓解心绞痛症状是其重要治疗基石。稳定性冠心病介入治疗适用于使用多种抗缺血药物控制症状仍不能满意患者；或者冠脉严重狭窄、大面积心肌缺血、左室功能降低的患者用以改善预后。

Q: 复查想看清支架内的情况可以选择冠脉 CT 吗?

冠脉植入支架后的影像学随访并不是常规的。如果需要再次影像评估，最好、最准确的手段还是冠状动脉造影。因为冠脉 CT 对支架段显影有较大误差，支架的金属成分在 CT 下呈现出高亮的影像，对管腔造成一定程度的遮挡，不能准确判断管腔内的情况，以及支架内是否再狭窄、是否有新生斑块。

第七节

生活中的防治方法

Q: 得了急性心肌梗死会影响生活质量吗?

若未得到积极有效的治疗,罹患心肌梗死的患者可能会因为出现并发症或反复再梗死而影响生活质量,甚至丧失劳动能力;但若科学合理地治疗并定期复诊,患者的生活质量可能不受影响。

Q: 患者还能做运动吗?

得了心肌梗死后待病情稳定时,是可以做运动的,但前提一定是经过科学合理的评估之后制定个体化运动方案。而且,坚持科学有效的运动对于改善生活质量、减少缺血发作和提高活动耐量都是有好处的。

Q: 患者可以选择哪些运动?

建议在专科指导下根据评估结果进行个体化方案的运动,推荐有氧运动,根据不同年龄、病情、既往健康情况等,运动形式可以选择散步、快走、健身操、骑车、游泳、羽毛球等。

Q: 患者吃饭有什么忌口吗?

得了急性心肌梗死的患者建议低盐低脂饮食,避免高盐、高油、高反式脂肪酸等不健康饮食,如果其相应疾病有特殊饮食要求需要一并遵循,比如同时患有糖尿病应采用适合糖尿病的饮食,同时患有痛风应采用低嘌呤饮食等,但是也不能一味地过于清淡,应注意营养和健康,笼统地说,健康的饮食结构适合所有冠心病患者。

Q: 患者在日常生活中需要注意什么?

得了心肌梗死的患者日常生活方式要健康,戒烟、限酒、避免情绪激动、心态平和、清淡饮食、规律科学运动,同时要定期监测血压、血糖、血脂等。

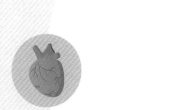

▶▶▶ 第五章

高血压

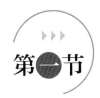

第一节

重新认识高血压

Q: 什么是高血压病?

高血压是一组以体循环血压增高为特征的临床综合征,依据病因可分为原发性高血压(又称为高血压病)和继发性高血压两种。而通常所说的因为情绪过于激动、压力过大引起的血压波动,不属于高血压病,在外因消除后血压会恢复正常。

高血压病持续存在会影响包括心、脑、肾等多器官的功能,严重的则可导致心、脑血管疾病乃至死亡。

值得注意的是,高血压病通常无法治愈,但可以有效控制,而且有一定的遗传倾向。

Q: 高血压病的诊断标准是什么?

18 岁以上的成年人,高血压病的诊断标准是在不同的日期、不同的时间,两次或两次以上发现血压高于 140/90 mmHg,才能定义为高血压。

Q: 高血压病有危险吗?

高血压病本身一般没有生命危险,但高血压引起的并发症及靶器官损害有可能出现生命危险。长时间高血压会引起动脉粥样硬化性血管疾病，比如脑卒中、冠心病、高血压性心脏损害继续发展为心衰，就有可能危及生命。

Q: 高血压患者多吗?

我国高血压患者人数以 2.3% 的复合年增长率稳步上升，由 2016 年的 2.97 亿人增至 2020 年的 3.26 亿人。尤其是中青年患者高血压发病率于近十年迅速增加，其上升趋势比老年人更为迅速及明显。中国高血压调查（CHS）发现，2012—2015 年中国 ≥ 18 岁居民高血压粗患病率为 27.9%，估计中国成人高血压患病人数为 2.45 亿。血压正常高值粗检出率为 39.1%，加权率为 41.3%，估计全国有血压正常高值人数 4.35 亿。

Q: 高血压病是否能够预防?

高血压病可以预防，高血压的危险因素较多，可改变的危险因素包括超重、肥胖、高盐饮食、吸烟、饮酒、长期精神压力大、高脂血症。成功改变这些危险因素就可以预防高血压。

Q: 如何尽早发现自己得了高血压病?

高血压大多数情况下没有明显症状，可能偶尔会有头晕、头痛，所以患者自我感觉良好，不会刻意进行体检或其他检查，这就给了高血压隐藏的机会，但这恰恰也是高血压最为可怕的地方，因为虽然高血压可能没有明显症状，但伤害却是持续存在的。而如果存在肥胖、酗酒、长期精神压力大、失眠等情况，就需要监测血压，避免高血压病的发生。

Q: 高血压病有什么症状?

高血压多数情况下没有明显症状，偶尔会有头晕、头痛，极少数情况下有剧烈头痛、头晕可伴有恶心等。多数只是在例行体检时发现，或因其他疾病（比如冠心病、脑血管病）就诊时意外发现。

Q: 得了高血压病有什么早期症状?

得了高血压病大多数情况下没有什么早期症状。

Q: 高血压病会有什么特点?

高血压病的特点是症状不典型，但随着病情加重，常常会出现多器官受累，比如心、脑、肾等，表现为高血压性心脏损害、心力衰竭、肾功能不全、脑出血等并发症。

Q: 一家人为什么会有多人患高血压?

高血压是多基因遗传与环境中多危险因素相互作用而产生的慢性全身性异质性疾病。所以高血压的发生发展与遗传相关，也与周围环境因素密切相关。我们发现，高血压的发病往往会出现家庭聚集发病的现象，这就是遗传与环境因素共同作用的结果。而且一个家庭的生活习惯都比较接近，更容易出现相同的不良习惯，如饮食中口味的轻重、饮食结构、日常运动习惯的养成、对超重和肥胖的态度等都会造成血压的升高，所以对高血压的认识要普及到家庭中去，只有从根本上解决了认识问题才能提高高血压的知晓率、治疗率、控制率。

ⓠ 关于高血压的常见十大认知误区

误区一：降血压越快越好

虽然我们在降压时强调早达标，早获益，但也不是越快越好。尤其是一些老年患者、特别虚弱的患者及合并多种疾病的患者，还有那些有颅内动脉或颈动脉严重狭窄的患者，在降压治疗时要根据患者的具体情况进行个体化治疗，以确保患者不会因血压的迅速下降而造成重要脏器的供血不足。

误区二：西药有很多不良反应，长期服用对身体有害

很多人对西药的理解比较片面，药物的发展历程都是向着疗效更好、不良反应更小的方向发展的。现在我们使用的降压药都有大型的临床试验结果证实有很好的疗效及很小的不良反应，这些都是有大数据支撑的。并且如果出现了不良反应也是可控的、可逆的、短暂的，可以换用其他的药物来改善。

误区三：不用测量血压，凭自我感觉就可以评估自己的血压情况了

首先这是一种不太靠谱的方法，因为高血压患者中有大约45%的人群没有症状，血压高往往是在偶然的情况下发现的，而且即使有症状的患者头晕、头痛也是无法量化的，临床上我们也看到不少患者因此耽误了病情。所以不能凭感觉来估测血压。自测血压是容易做到的，现在的测量工具也都非常容易获得，所以还是通过测量血压来评估血压的高低。

误区四：血压降到目标值就是治愈了，可以停药了

不可以，血压降到目标值是药物降压的效应，并没有根除高血压，所以停药后经过一段时间血压还会高上来，在这个过程中患者就处于心、脑血管疾病的风险之中，我们在临床上已经看到过很多这样不幸的患者因为停药后出现了脑卒中，而造成的身体残疾。所以不能血压达标就停药，应该长期用药保证血压的平稳达标。

误区五：只要坚持服用降压药就可以了，不用定期监测和复查

血压的良好控制与降压药物有关，也与长期的自我监测密切相关。我们在高血压的治疗过程中要经常了解我们的血压状态，是否需要调整？是否有不良反应？是否有并发症的出现如血糖如何？血脂如何？以往不正常的状态有没有经过治疗好转？是否需要加强治疗？这些都需要我们定期监测和复查。

误区六：高血压一吃上降压药就要吃一辈子，尽可能不吃降压药

高血压病是一种慢性病、终身病，所以血压的治疗也是终身治疗，常常需要长期药物治疗，获益明显大于药物不良反应。高血压的治疗包括药物治疗和非药物治疗，根据患者血压的状态初发 1 级高血压患者，少数情况下，如肥胖患者减重成功后，可在医生指导下短期停用药物观察单独应用非药物治疗可否控制血压，如果血压升高提示只是非药物治疗不足以控制血压，要长期服用降压药。确诊高血压后就应该治疗，不服药就不能很好地控制血压，高血压对心、脑、肾的损害就持续存在，就有更多心血管病和脑血管病的风险，治疗的目的第一要降压，更重要的是预防心、脑血管疾病的风险。所以确诊了高血压应该给予积极的药物治疗。

误区七：症状好转就放松治疗，三天打鱼，两天晒网

高血压的治疗一定要保持持续的血压平稳，如果三天打鱼，两天晒网，药物的浓度时高时低，血压也会波动，会造成心、脑、肾的进一步损伤，所以一定要坚持治疗。

误区八：盲从其他患者的治疗药物，而不遵医嘱

每个高血压患者的病情都不尽相同，血压不同，并发症不同，对药物的反应也不相同，所以不能看别人吃什么药，也想吃什么药。要将自己的病情充分和医生沟通，遵医嘱，按时服药，自我监测，做好生活方式调整。

误区九：服用降压药太贵，能省点就省点

高血压的治疗目的第一是降压；第二是为了预防心、脑血管疾病的发生，以及由此带来的死亡风险。降压药只是花了小钱，能预防更为严重的心、脑血管疾病。而得了脑梗死或心肌梗死，花的钱更多了，身体还不一定能恢复到得病前的状态。而且国家医改对药品都进行了集中采购，目前常用的降压药都非常便宜，所以一定要积极治疗。

误区十：自己每天测血压，血压高了吃药，血压不高不吃药

这种现象是临床上非常多见的现象。有的人早期测血压根据血压水平决定这一天的降压药吃还是不吃。自测血压高就吃药，自测血压不高就不吃药。这样的治疗本身就会造成血压的不平稳，血压的变异性增大，所以一定要遵医嘱服用降压药。

第二节

因高血压而做的检查

Q: 得了高血压病需要做哪些检验 / 检查?

得了高血压病需要做的检查包括心电图、超声心动图、胸片、24 小时动态心电图、24 小时动态血压检查、颈及肾动脉超声、肾及肾上腺超声等。

针对有高血压病的患者需要做的检验包括血液检验的生化全项（肝功能、肾功能、血脂、血糖等）等。为了高血压病的准确分类，初诊患者还需要做甲状腺、肾上腺、垂体等内分泌功能相关检验以检测肾素血管紧张素醛固酮、血儿茶酚胺等。

Q: 是否能够在家自检发现高血压病?

可以在家自检发现高血压病。目前诊断高血压病可以依靠诊室测量、家庭自测、24 小时动态血压监测。其中，家庭自测血压比较方便，不会因为医生测量而紧张。正在治疗的高血压人群，也可通过家庭自测血压了解血压波动情况，调整用药的时间等。

Q: 为什么要做动态血压监测、周围血管超声、超声心动图?

做动态血压监测主要用于鉴别隐蔽性高血压和白大衣高血压。同时有利于配合血压波形变化个体化制定降压治疗方案。周围血管超声是发现高血压导致的早期动脉硬化的利器。超声心动图有利于发现高血压所导致的早期心脏损害——左心室肥厚。

Q: 怎么做动态血压监测、周围血管超声、超声心动图?

动态血压监测流程:选择监测血压的手臂,监测血压高的一侧。启动仪器,按照医生所设定的间隔,进行测量。通常白天是20 分钟测量 1 次,晚上 30 分钟测量 1 次。经过 24 小时后,需要将仪器送回,医生在电脑上将数据导出,从而计算出全天、白天、夜间血压的平均值、最大值和最小值。报告结果需要等待24 ~ 48 小时。

周围血管超声流程:通过血管专用的探头对血管走行的部位进行扫描,评估动脉硬化的程度。检查结束即刻出报告结果。

超声心动图流程:经胸超声心动图检查要充分暴露胸部,因为心脏位于左侧的胸腔,患者取左侧卧位背对医生可以使心脏贴近胸壁,减少一些废气的干扰。通过探头扫描对心脏的结构、功能及血流做出评价。检查结束即刻出报告结果。

Q: 做动态血压监测、周围血管超声、超声心动图的注意事项有哪些?

动态血压监测注意事项:每次启动测量,被检查者感觉袖带处于充气、加压状态时，需保持安静，并将胳膊伸直放松，等待测量结束后，再进行其他活动。若袖带向下滑脱，及时调整袖带，通常调整袖带在手臂上的松紧度，至少以可伸入 1 ～ 2 个手指为宜，袖带的位置应处于肘窝上 1 ～ 2 cm。准备洗漱时，需等待测量完成后将袖带摘下再进行洗漱，洗漱后应及时佩戴袖带。

周围血管超声检查注意事项：在检查之前需要穿宽松的衣物，以便于能够把检查部位完全暴露出来。

进行超声心动图检查时，无须做任何特殊的准备，主要在检查前，短时间内不要做剧烈的运动，保持身体的最佳状态。

Q: 如何看懂动态血压监测？

动态血压监测结果包括以下几个项目：24 小时白天清醒活动和夜间睡眠的平均收缩压与舒张压水平，还有夜间血压下降百分率及清晨时段血压升高的幅度。24 小时动态血压诊断高血压主要标准：24 小时平均血压 ≥ 130/80 mmHg，白天清醒活动平均血压 ≥ 135/85 mmHg，夜间血压 ≥ 120/70 mmHg。夜间血压下降百分率：下降 10% ～ 20% 为杓型血压，< 10% 为非杓型血压，> 20% 为超杓型血压，< 0 为反杓型血压。血压晨峰：清晨 6:00 至 10:00 时收缩压平均升高 14 mmHg。

Q: 如何看懂周围血管超声？

周围血管超声对于动脉可观察动脉有无管腔狭窄、闭塞，有无动脉瘤形成、动脉血栓形成、动脉斑块等一系列病变。对于静脉可以观察静脉有无血栓形成，有无静脉瓣膜功能不全，有无反流等。

Q: 如何看懂超声心动图?

超声心动图检查报告包括多项指标：心脏各房室大小，主肺动脉内径，室壁厚度的测量，室壁有无增厚，运动是否协调或减弱，房室间隔是否连续，各瓣膜开闭情况，心包有无积液及肿瘤；主肺动脉血流情况及各瓣膜血流情况，有无狭窄及关闭不全；心脏收缩舒张功能的测量。超声心动图需要心内科医生根据患者病情来具体分析。不建议患者自行解读。

Q: 为什么要做生化全项、尿常规、尿微量白蛋白、甲状腺功能等检验?

高血压患者进行生化全项的检查是为了评价患者的基础肝肾功能、糖脂代谢、体内电解质平衡状况。尿常规、尿微量白蛋白的检查目的是筛选继发性高血压及高血压早期肾损害。甲状腺功能检查是为了除外甲状腺功能亢进继发高血压可能。

生化全项可发现高胆固醇血症、高甘油三酯血症、高血糖、肝功能异常、肾功能异常、高尿酸血症等。

尿常规可发现血尿、蛋白尿、尿酮体升高、尿糖出现等。

尿微量白蛋白的出现意味着患者存在早期肾损害。

甲状腺功能检查可鉴别甲状腺功能亢进及甲状腺功能低下。

第三节

科学治疗

Q: 高血压病就诊时的常规流程?

建议成年人每年体检,体检后如血压处在正常高值血压即血压 120 ～ 139/80 ～ 89 mmHg 时就应引起重视了,建议进行自我血压的监测,连续监测一周,每天测量血压并记录,如果血压仍较高,可以到医院心内科挂号就医。医生会根据血压水平来决策,如果仍是正常高值血压,可以进行生活方式改善治疗;如果血压高,将进行继发高血压的筛查及相应靶器官受损情况的检查。检查结果都出来后,会进行心血管风险评估,根据评估的结果给予个体化、有针对性的治疗。

Q: 得了高血压病怎么治疗?

高血压病的治疗分为两大部分,一部分是非药物治疗,改善生活方式,包括优化饮食,以低钠、高钾饮食为主,合理运动保持适当体重等。另一部分药物治疗需在医生指导下进行。

Q: 得了高血压病为什么要吃降压药?

患高血压病后,非药物治疗无效时,应该通过合理用药控制好高血压，服药的目的是为了预防心、脑、肾等靶器官损害，提高生活质量。少数低危一级高血压患者及高龄老年人不能耐受低血压者，可仅给予非药物治疗。

Q: 降压药什么时候能停？

这个问题要具体分析。继发性高血压，引起高血压的原发病治愈后，血压恢复正常，不需要终身服药。原发性高血压，大多数需终身服药，维持血压正常，小部分患者，如果血压长期控制在正常水平，且长期保持稳定，可以在医生指导下，逐步减少药量，同时严格监测血压，防止血压波动。

Q: 降压药有什么不良反应？

不同种类的降压药物不良反应也有所不同。大剂量利尿剂的不良反应主要有低钾血症、低钠血症，可影响糖脂代谢。其他方面的不良反应还包括乏力、尿量增多。β 受体阻滞剂的主要不良反应有心动过缓、乏力。钙通道阻滞剂的不良反应有心率增快、面部潮红、头痛、牙龈增生、下肢水肿等。非二氢吡啶类钙通道阻滞剂也会引起缓慢性心律失常。血管紧张素转换酶抑制剂的不良反应有刺激性干咳、高钾血症、血管神经性水肿。血管紧张素受体拮抗剂的不良反应有高钾血症等。

Q: 怎么吃降压药效果好？

口服降压药应在医生指导下开始服用。用药不可频繁更换不同药物，避免出现耐药性，影响治疗效果。高血压患者同时服用其他药物时，要及时到医院咨询相关医生，遵医嘱用药，不可自行服药，避免因药物相互作用而出现其不良后果，加重病情。

Q: 中药降压效果好吗?

中药也是治疗高血压的方法之一，一般用于低危 1 级高血压的治疗。一般在控制饮食、调整运动等生活方式的基础上，配合中药治疗，低危 1 级高血压可以达到控制血压的目的。不过，中药不是中国高血压指南推荐的一线高血压药物。

Q: 不同人吃同样的药物，为什么效果不一样?

同样的药物，效果却不一样的原因很多。包括给药方式和频率，患者年龄和性别，合并其他疾病不同，同一人在不同季节对药物反应不同，生活工作环境的不同等。还有遗传因素造成的人体对药物反应的个体差异化。

Q: 有多少种降压药?

目前常用的一线降压药有五大类。第一类钙离子拮抗剂，常用药物包括拜新同、氨氯地平，还有波依定，适合单纯收缩期高血压患者及老年患者，对合并动脉粥样硬化症、脑卒中、左心室肥厚等患者尤为适合。第二类利尿剂，常用的药物有双氢克尿噻、吲达帕胺，还有呋塞米、阿米洛利等，可以减轻心脏负担，几乎适合所有的高血压患者。第三类 β 受体阻滞剂，常用的药物有美托洛尔、比索洛尔，还有卡维地洛、阿罗洛尔等。β 受体阻滞剂能控制心率，能够抑制交感神经的过度兴奋，适用于快心率的患者及需要应对较大压力的人群，比如围手术期、妊娠期高血压等，由于可以减慢心率、减轻心脏负担、对冠状动脉有舒张效应，非常适合合并冠心病及心功能不全的患者。第四类血管紧张素转换酶抑制剂，包括依那普利、卡托普利、贝那普利、福辛普利、培哚普利等，适合于合并糖尿病、蛋白尿、脑卒中、动脉粥样硬化症的高血压患者。第五类血管紧张素受体拮抗剂，包括氯沙坦、缬沙坦、厄贝沙坦、坎地沙坦等。和第四类的适应人群很类似，还包括那些血管紧张素转换酶抑制剂不能耐受的高血压患者。

Q: 高血压病一般多久能治愈？

高血压是多因素致病，所以目前还很难治愈。即使是低危 1 级高血压或正常高值血压患者，也需要通过维持健康生活方式来控制血压，其他大多数需要通过药物来维持血压正常。而降压药物主要针对高血压的某种病理机制，因此药物治疗和非药物治疗措施不能治愈高血压，只能控制高血压。

Q: 吃了降压药就能恢复正常吗？

高血压患者的治疗不只是服药，还应该结合严格的生活方式管理，包括优化饮食，以低钠高钾饮食为主，合理运动保持适当体重等。服药也需在医生指导下，监测血压，定期随访，因为高血压的治疗因人而异、因时而异、因地而异；随时需要调整，制定个体化方案。配合医生治疗后，血压有望恢复正常。

Q: 降压药对胎儿或新生儿有影响吗?

某些降压药可能会导致胎儿畸形现象,比如血管紧张素转化酶抑制剂,肾素 – 血管紧张素受体拮抗剂等。需要在备孕期提前3个月停药。其他药物也有可能会出现相应的不良反应,但是出现胎儿畸形的发生率相对较小,然而也要注意动态监测。某些降压药物,包括钙拮抗剂,利尿剂,倍他受体阻滞剂,可能会影响性功能,使受孕的概率降低。所以拟怀孕的高血压患者建议到心内科就诊,在医生指导下调整降压药物,避免对胎儿的影响,避免出现严重的不良反应。

怀孕的高血压患者建议专科复诊,在医生指导下调整降压药物,避免对胎儿的影响,避免出现严重的不良反应。

哺乳期不建议服用降压药,因为降压药物会经乳汁分泌,进入婴儿的体内,影响其健康。如果哺乳期血压高需要使用降压药物,建议停止哺乳。

Q: 高血压病暂时不治疗,会越来越严重吗?

高血压病暂时不治疗可以促进动脉粥样硬化的进一步进展,导致血管弹性减弱,外周血管阻力升高。高血压可引起脑卒中、冠心病、高血压肾病、眼底出血等并发症。高血压可以进一步导致血压升高,形成恶性循环,越来越严重。

Q: 患者可以自行在药店选用降压药吗?

不可以,高血压患者每人特点不同、药物的种类不同,药物本身的药代动力学都不相同，所以高血压患者不能像在超市买东西一样自己去买降压药。当然已经看过医生确定了治疗方案，相同的药在药店里买是可以的。

Q: 为什么说高血压患者遵医嘱很重要？

高血压患者的用药是根据每个患者的身体状态、既往病史，进行风险评估，结合用药特点给予治疗方案，并且会根据疾病和疾病之间的关系进行全方位全程的管理。所以遵医嘱很重要，这里的所说遵医嘱指的是患者要服用药物的种类、剂量、时间、疗程等，有的患者擅自减药、停药或用其他保健品代替降压药都是不对的。在临床上也能看到很多患者病情反复，血压波动都和患者擅自改变医嘱有关。血压波动过程中患者就处于心血管疾病的高风险状态，甚至发生急性的脑血管病、心血管病等。如果日常病情变化如血压过高、过低等应及时就医，调整治疗方案，而不应擅自改变。

Q: 如何区分"需要赶紧就医的症状"和"可以自己处理的症状"？

高血压患者在患病过程中会遇到各种各样的问题，如血压急剧升高，伴随有明显的头痛、视物模糊、言语不清、神志不清，或四肢活动障碍、四肢麻木，或出现胸闷、胸痛时含服硝酸甘油不能缓解等都应立即去医院就医。

血压只有轻微升高，没有明显的身体不适，或有明显诱因后引起的轻微不适，建议可以先去除诱因，安静休息后，观察病情变化，如很快缓解，可以继续以往的治疗，如仍有血压升高或身体的不适，也应去医院就诊。

Q: 高血压需每天吃药，治疗需花很多钱吗？

高血压患者需要每天吃药，但不是每个人都要花很多钱，根据并发症的情况，决定服用何种降压药及几种降压药，才决定花多少钱。而且血压高不控制，会带来心、脑血管疾病，中国人更多地会出现脑梗死，会给生活质量带来更大的影响，花的钱也更多，并且很难恢复到生病之前的身体状态。高血压虽需吃药，但可以保持身体活动不受影响，生活质量不下降。目前国家医改实行了药品集中采购，药品价格也下降很多。药品集采后价格都很便宜，如氨氯地平，如果 1 天 1 片，1 个月只需 1.57 元；缬沙坦，1 天 1 片，1 个月也只需 4.64 元。所以治疗单纯高血压花钱不多，而发生并发症后花钱就多了。

第四节

高血压的危害

Q: 得了高血压病会影响寿命吗?

高血压患者的寿命与血压水平、是否合并其他危险因素、靶器官损害程度有关。如果出现了严重的心脏、脑、肾脏及大血管等并发症,不但会影响到高血压患者的寿命,而且还会影响到高血压患者的生活质量。

Q: 得了高血压病会影响生活质量吗?

高血压患者的生活质量与是否合并靶器官损害有关。如果出现了严重的心脏、脑、肾脏及大血管等并发症,不但会影响到高血压患者的生活质量,而且还会影响到高血压患者的寿命。

Q: 高血压病对婚育有影响吗?

高血压病对婚育一般没有影响。高血压患者应将血压控制在正常状态,高血压的女性是否可以怀孕,主要还是根据高血压病症的严重程度来决定。如果女性血压不能得到良好控制,妊娠期可能会出现子痫及多脏器损害,导致母儿严重并发症。应做好孕前筛查、孕期监测及干预、产后定期复查。

Q: 高血压病的并发症有哪些?

由于高血压病累及全身动脉系统,导致广泛动脉硬化,所以并发症包括多器官系统,如动脉硬化、主动脉夹层。心脏方面可能出现左心室肥厚、冠心病(心绞痛、心肌梗死等)、心功能衰竭。中枢神经系统可出现脑卒中(出血性脑卒中、缺血性脑卒中)、高血压脑病。肾脏可出现高血压性肾损害,如进展缓慢的小动脉性肾硬化症、恶性小动脉性肾硬化症、慢性肾功能衰竭。对于眼底,可造成视网膜动脉硬化、眼底改变。

Q: 高血压患者有并发症的多吗?

调查发现,全球 30% 的人死于脑卒中、心脏意外等心血管疾病,其中 62% 的卒中事件由高血压直接导致,49% 的心肌梗死由高血压直接导致。高血压患者常见诸多并发症,中国高血压调查(2012—2015 年)发现我国医院就诊的高血压患者中,26.7% 合并糖尿病,20.1% 合并冠心病,12.7% 合并脑卒中,10.6% 合并慢性肾脏病,7.1% 合并周围血管病,6.1% 合并心力衰竭。

Q: 高血压病的并发症一般什么时候出现?

高血压并发症出现时间,没有固定标准。如果血压控制不良可能会在 5 ~ 10 年出现。恶性高血压患者可以在短期内出现并发症。

Q: 高血压病的并发症是可以避免的吗？

高血压病的并发症可以通过有效控制血压的方式来预防及避免。高血压的并发症完全治好的可能性不大，持续时间因人而异，大多数可能会发展为慢性疾病，长期存在。

Q: 怎么知道自己是否已存在高血压病的并发症？

高血压患者应定期进行系统检查包括心电图、超声心动图、肾脏及肾动脉超声、颈动脉超声、生化全项（包含血脂、血糖、肝肾功能）、尿微量白蛋白测定、眼底检查等来监测是否已存在并发症。

Q: 有了并发症怎么办？

高血压病的并发症涉及多系统疾病，高血压病并发症患者在降压治疗的基础上，应就诊于相应专科，根据具体情况在内分泌、神经内科、肾内科等专科医师指导下进行相应诊疗。

Q: 高血压病的并发症治疗药物及注意事项有哪些？

高血压病并发症患者在降压治疗的基础上，应就诊于相应专科，根据具体情况在内分泌科、神经内科、肾内科分别接受规范药物治疗及其他诊治。

第五节

生活调养

Q: 高血压患者的非药物治疗有哪些方法？

高血压患者的治疗除了药物治疗外，非药物治疗也是非常重要的。非药物治疗主要是生活方式干预，生活方式干预对所有的高血压患者及在高血压的任何阶段中进行都是合理、有效的治疗，可以降低血压、控制其他的心血管危险因素，降低心脑血管疾病的发生风险，它的临床作用是肯定的。

主要措施如下。

1.减少钠盐摄入，每人每日食盐摄入量逐步降至 < 6 g，特别要注意半成品及熟食中盐的含量。增加钾摄入，多从新鲜蔬菜、水果及豆类中增加富钾饮食，也可采用低钠富钾盐来替代普通盐。不建议补充钾剂来治疗，肾功能不全的患者要听从医生的指导决定能否富钾饮食。

2.合理膳食，平衡膳食的营养成分，每日饮食中碳水化合物占所有热量的55% ～ 60%，减少饱和脂肪和胆固醇的摄入，多吃新鲜蔬菜，每人每日要有 1 斤左右的新鲜蔬菜及适量的水果。

3.控制体重，将体重控制在健康范围内，维持体重指数 BMI（体重 / 身高 ^{2}）：以 18.5 ～ 23.9 kg/m^2 为标准。

4. 积极进行运动锻炼，减少久坐的时间，至少要保证 150 分钟/周的中等强度运动锻炼。有研究表明运动可以改善血压水平，有氧运动平均降低 SBP 3.84 mmHg，DBP 2.58 mmHg。

5. 戒烟、不饮酒或限制饮酒。吸烟是一种不健康的行为，同时会给周围人群带来二手烟的危害。戒烟虽不能降压，但可以降低心血管事件的风险。过量饮酒会带来高血压的风险。如需少量饮酒，男性每日酒精摄入量不超过 25 g，女性不超过 15 g；白酒、葡萄酒、啤酒摄入量分别少于 50 mL、100 mL、300 mL。

6. 减少精神压力，保持心理的平衡。精神紧张可造成交感神经的过度激活而导致血压升高，一些负面情绪也会造成一些情感障碍，如抑郁、焦虑等，特别是现在职场中的年轻人更要调整好工作和精神压力，保持良好心态。

总之，积极的非药物治疗也可降低血压，并且非药物治疗也是药物治疗的基础，所有的高血压患者都应进行积极的非药物治疗。

Q: 高血压患者需要静养吗?

我国目前高血压发病率处于高发态势，根据最新的流行病学（CCDRFS）结果，高血压患病率 27.5%，而且很多高血压患者平时没有不适感觉，只是在常规体检或偶然测血压时发现血压高，所以如果没有合并高血压急诊，如脑血管病、心肌梗死或心力衰竭等，高血压患者是可以在积极、有效治疗的同时进行正常的工作和学习。同时鼓励高血压患者要积极地进行身体锻炼，运动有助于提高心肺功能，控制体重，保持血管的弹性，降低血脂，改善机体的代谢能力，并能降低血压。有研究表明，积极运动，每天 30 分钟，每周 3 ～ 5 次中等强度的运动，可使收缩压降低 3.84 mmHg，舒张压降低 2.58 mmHg。所以高血压患者不要静养，要积极地运动起来。

Q: 高血压患者平时应如何康复锻炼？

高血压患者要注意健康的生活方式，包括健康的饮食、规律的运动、维持健康的体重、戒烟、限酒及保持心理平衡。其中规律运动是非常重要的一部分。那么高血压患者如何进行康复运动锻炼呢？高血压患者在参与运动前要接受全面的评估，包括一般评估和运动能力的评估，以确定是否有不适宜运动的身体疾患？是否适合运动锻炼？选择何种运动？同时要给予运动的安全教育。运动锻炼的过程要包括适当的热身运动，从而降低血压在运动中的剧烈变化，这个过程要有 5 ～ 10 分钟；运动过程要持续一定的时间，每次运动的时间不能过少，最好每日能锻炼 30 ～ 40 分钟，以不间断运动为佳；运动后要充分放松，这个过程要有 5 ～ 10 分钟，让身体转化到运动前的状态，放松紧绷的肌肉韧带，减少头晕、晕倒等不良事件的风险。

特别要注意以下 3 种情况不能做康复。

1. 静息状态下血压无法得到良好控制 > 180/110 mmHg。

2. 运动状态及其恢复期：血压 > 230/100 mmHg。

3. 运动中出现胸闷、胸痛、呼吸困难、低血压、心动过缓、痉挛或支气管哮喘等严重症状。出现这些情况要及时就医。

Q: 高血压患者的运动康复包括哪些项目?

高血压患者的运动康复包括有氧运动、抗阻运动和柔韧性运动，老年患者还应包括平衡能力的训练。有氧运动应根据患者的年龄，身体状态来选择不同的运动方式，如快走、慢跑、骑行、乒乓球、羽毛球、游泳、太极拳及广场舞等都可以。抗阻运动包括器械训练，徒手的力量训练均可，也可以因地制宜以弹力带、哑铃操、靠墙蹲等方式进行全身各个肌肉群的锻炼。在做抗阻运动时要保持平稳呼吸，切记用力时不要屏气。柔韧性运动包括肢体的拉伸，也可进行瑜伽练习。高血压患者在运动时以有氧运动为主，每周 3 ～ 5 天，抗阻和柔韧性运动每周 2 ～ 3 次间断训练即可。

Q: 高血压患者运动时如何确定运动强度?

高血压患者运动时一定要根据自身疾病特点和身体特点采用不同的运动强度。运动强度过大会损伤身体，运动强度过小又不能起到应有的锻炼效果，大多数高血压患者推荐中等强度的运动，我们常用运动时最大心率来评估运动强度，中等强度运动为能达到最大心率［最大心率（次 / 分）= 220 – 年龄］的 60% ～ 70% 的运动；或者以运动中比运动前的心率增加 20 ～ 30 次为准。老年身体虚弱的高血压患者在运动时也可采用低强度运动，在运动时以心率增加 20 次为准。总之一定要根据自身的身体状况来决定运动的强度或在医生的指导下进行。

Q: 高血压患者如何自我监测血压?

高血压患者要很好地控制血压，自我监测很重要，以往从不监测血压的患者要适度地自测血压，情绪易紧张的患者要减少自测血压的次数。大致有以下几种情况。

1.调整药物期间，要勤监测，每隔2～3小时测量血压1次，了解新调整药之后血压全天的状态，以便很好地和医生沟通及时调整。相对稳定后可以每日早中晚测3次血压。

2.血压平稳期间数天测量1次即可。

3.容易紧张体质的患者尽量少测血压，避免越测越紧张，越紧张越测，最后造成人为的血压升高，这样的患者一天测1～2次即可，特别避免夜间起床测血压。

4.平时血压平稳的患者，在身体出现特殊不适时，如突发的头晕、头痛、眩晕、胸闷、胸痛、心慌出汗等要测量血压心率，了解身体的状态，并及时就医，告诉医生你发病时的状态。

Q: 高血压患者一天需要测几次血压?

自我监测很重要，过度监测会引起不必要的焦虑。调整用药期间可以每隔2～3小时测一测血压，一般情况下每日早中晚测量，血压平稳的患者可以数天一测即可。

Q: 高血压患者出现哪些信号预示着病情加重?

高血压患者如突发出现头晕、头痛、言语不清及四肢麻木或活动不利，或出现胸闷、胸痛，特别是在活动状态下出现症状更要提高警惕，出现不适时及时测量血压心率是否有异常。血压突然升高达 180/100 mmHg，或血压突然降低特别是收缩压不足100 mmHg 时都要特别关注，如果观察后没有恢复都应及时就医。

Q: 平时血压较平稳，突然升高后如何处理？

首先要找原因，是什么原因造成的血压突然升高。

1. 情绪的影响，有的患者情绪激动，与人争吵后会出现血压的突然升高，这样首先要平复自己的情绪，安静下来后血压往往会逐渐平稳。

2. 过度焦虑，如有的患者对周围的事情过分担忧，过分思虑会导致血压的升高。

3. 睡眠障碍，高血压患者在失眠后或因夜班工作后会引起血压的升高。

4. 其他疾病和药物的影响，如因其他疾病造成身体的疼痛，如骨关节炎、腰痛、腿痛、带状疱疹后疼痛等，以及服用其他药物影响后如解热镇痛药物、激素类药物、治疗肿瘤的靶向药物等都会引起血压的升高。所以出现血压波动不要惊慌，先找原因并去除诱因，往往血压就平稳了。如血压仍然很高，达到 3 级血压180/110 mmHg，则需急救药物，如卡托普利，1 片舌下含服。如血压仍然很高，立即去医院就诊。

Q: 高血压患者日常生活中需注意什么？

高血压患者日常要注意从生活方式的各个方面考量自己是否有不良生活习惯，并予以纠正，避免引起血压骤然升高的场景。如引起情绪剧烈波动，情绪不稳的场景或与人争吵；冬季要避免长时间在户外或冰天雪地，寒冷会造成血压的升高；夏天也要避免长时间在户外骄阳下活动，以免大量出汗造成热射病等。日常的饮食要注意限盐，大量进食咸菜或过咸的食物或大量静脉点滴生理盐水都会造成血压的升高。所以日常生活都要注意，以不造成血压的剧烈波动为限度。

Q: 高血压患者可以服用一些保健品吗?

目前还没有一种保健品有证据表明有确切的降压作用，所以不建议高血压患者服用保健品降压，特别不能停用降压药，单独服用保健品降压。有的患者在刚停药的短暂时间内血压还没有明显升高，是因为目前使用的降压药都是长效药物，停药后短时间内血药浓度下降但并没有完全消失，所以暂时血压还没有上升，而一段时间后药品从体内完全消失，血压就出现升高，血压波动，带来心血管疾病的风险。建议高血压患者进行有效的生活方式改变对血压的影响是有确定证据的，而不是吃各种保健品。

Q: 患者复诊时需要注意什么?

高血压是一种长期慢性病，长期的随访对慢病的管理很重要。在高血压病的过程中会有血压的变化，也会出现新的并发症及合并其他疾病，并且在用药过程中有无药物不良反应等都需定期复查，并且长期的随访也有助于患者本人对疾病的自我管理，所以随访很重要。我国目前高血压的发病率高而知晓率、治疗率、控制率低，随访在整体高血压的防控中有助于高血压三率的提高。国际上血压控制好的国家均得益于随访及全人群的管理机制，我国目前基层医院也都建立起了很好的随访机制，相信我国的高血压管理也会迈上一个新的台阶。

Q: 高血压患者需要忌口吗?

需要。高血压患者的饮食非常重要，倡议高血压患者要健康饮食，每日的饮食应食不过量，这里的量指每日摄入的总热量。并控制好体重。要严格限制盐的摄入量，WHO 指南及我国指南都建议每日食盐量 < 6 g，除了我们自己烹饪时加入的食盐，其他的各种酱、酱油、蚝油和买来的半成品中的盐都要考虑在内，以及零食中的盐，如薯片、番茄汁等的盐都要考虑，还有一些腌制品中的盐也不可忽略。同时食不过甜过油，以预防其他并发症的出现。

Q: 如何看待食物的降压功效?

高血压患者在药物治疗的同时应合理膳食，保持健康体重，在饮食中要注意低盐饮食，每日盐的摄入量不超过 6 g，高钾饮食，多吃新鲜蔬菜，多吃富含植物纤维的食物，同时要少吃富含饱和脂肪酸和胆固醇的食物，如肥肉、烧烤、油炸食物。而药食同源更大程度上指患病后应注意合理的膳食，而不能说某种食物能代替药物降压，目前也没有大型的研究显示某种食物有确定的降压作用。而合理膳食如地中海饮食、DASH 饮食的模式都是符合上述所说的健康饮食的范畴，确实可以带来心血管的益处，这是我们更为提倡的。

Q: 精神压力对血压有什么影响?

精神压力过大会引起血压的升高。有大量的研究显示城市脑力劳动者高血压的患病率要超过体力劳动者，从事精神高度紧张的职业者发生高血压的可能性较大。目前我国年轻人高血压患病率增长较快，也与年轻人职场压力、经济压力、家庭压力过大有关，长期精神压力过大，会引起交感神经的过度激活，从而引起心率增快，血压升高。所以我们在倡导健康生活方式中也强调了要减轻精神压力，保持心理平衡，保持良好的睡眠，积极运动健身。运动会保持良好的体能，保持正常体重，降低心血管疾病的风险，也能很好地释放压力，保持乐观健康的心态，更有助于降低血压。

Q: 面对精神压力身体会有哪些躯体化表现?

精神压力过大会引起交感副交感神经调节的失常，引发心理障碍而产生抑郁焦虑。除了情绪表现外身体也会出现一系列表现，称为躯体化表现。这些表现涉及身体的各个系统，从外表皮肤到内脏，从消化系统到呼吸系统、循环系统、泌尿系统等均有相应的反应，如临床上常见口干、上腹不适、恶心、吞咽困难、胀气、肠鸣、腹泻、胸部发紧、呼吸困难或呼吸急促、心悸胸痛、尿频尿急，勃起功能障碍，性感缺乏，月经不调，以及昏晕，出汗、面色潮红等。综上所述焦虑抑郁的躯体化表现涉及面非常广，所以精神压力过大会导致各种各样的不适，往往这样的患者因有这些躯体化症状而反复就诊，来往于各个医院及各个科室，重复做很多的检查也没发现有器质性疾病的证据，患者被这些身体的不适折磨得苦不堪言。所以我们要警惕当检查没有发现异常时是否有这种躯体化表现而予以防范。

Q: 患者如何调节自己的心态?

我们在倡导健康生活方式中也强调了要减轻精神压力,保持心理平衡,调节好自己的心态。我们可以通过适当的行为策略来改善克服心理困难,缓解自己的紧张状态,保持良好心理。

1. 可以回避那些容易引起应激的场景,如避免或离开那些争吵、让人愤怒的场所。

2. 要心胸宽大,乐观地处理负面的生活事件。

3. 增强自身应对生活工作中不愉快的各种能力。

4. 通过各种放松技术控制或转移负面情绪,可以学习冥想、瑜伽、气功等。

5. 学会得到周围亲人及朋友的支持和帮助。另外保持良好的睡眠,积极运动健身,也能很好地释放压力,保持乐观健康的心态,更有助于降低血压。

Q: 高血压患者会影响工作吗?

高血压患者只要把血压控制好,没有急性的并发症,如高血压的急剧升高,或合并严重的心、脑并发症,血压平稳就可以正常工作和学习,积极地参与到日常工作和学习利于正常的社交,实现自身的价值,更有利于病情的控制。

Q: 确诊高血压后，是否要告知患者实情?

应该告诉患者实情，高血压病治疗效果的好坏和患者本人的配合密切相关，特别是生活方式的改变，都需要患者能切实理解其中的深刻道理，从生活中的点滴做起。既要减少钠盐的摄入，也要控制每日饮食中的主食，以及积极运动，控制体重等都需要患者积极主动地去实行。所以告知患者实情更有利于病情的控制。

Q: 为什么说高血压患者家庭的支持很重要?

高血压患者积极治疗有利于血压控制，这个过程既有药物治疗，还有非药物治疗，这些都与家庭对患者的积极支持分不开。如平衡饮食中我们强调的限盐、高钾、低油饮食，以及运动等在家庭生活中能够落实到位都离不开家人的配合，家庭成员的良好愉快氛围及支持帮助都有利于病情的控制。家庭成员对患者的监督更有利于患者对非药物治疗及药物治疗的完成，所以说家庭的支持对高血压患者的治疗很重要。

Q: 高血压与睡眠密切相关?

高血压与睡眠密切相关。有些高血压患者是因为血压升高身体不适而失眠；也有因患病后过于焦虑而失眠；也有的患者血压控制不佳时觉精力不足，总想睡觉而睡不醒。这些因高血压带来的睡眠问题往往随着血压的控制而得到改善。一项研究显示在432 例原发高血压患者中，失眠患病率女性 60.9%，男性 38.7%，远远高于普通人群。同时另一项研究也显示改善失眠可降低未来12 年心血管疾病的发病率和死亡率。所以改善睡眠既有利于血压控制，也有利于降低心血管疾病的发病率。

Q: 高血压患者如何调整睡眠?

高血压与失眠密切相关，原因也不尽相同。有疾病原因导致的，也有心理因素导致的失眠。首先要检查身体看血压是否得到很好的控制，如果血压不佳，首先调整用药控制好血压。高血压容易引起其他心血管疾病，所以要关注患者在失眠的同时有无其他的伴随不适，有无心脏缺血的表现及脑供血不足的表现，如有应予以纠正。高血压患者用药或合并其他疾病用药较多，有无药物不良反应导致失眠，这种情况需调整用药。患者因疾病焦虑抑郁而导致失眠的，要尽早开始心理治疗，必要时药物治疗。在使用抗抑郁抗焦虑助睡眠药物时也要注意这些药物对心血管的影响，如抗抑郁药物对血压的影响，一些抗抑郁药物易产生体位性低血压，所以使用这些药物时一定要遵医嘱用药，并且要在专科医生的指导下用药。

Q: 高血压患者应该戒烟吗?

高血压患者应该戒烟。吸烟是一种不健康行为，是心血管疾病和癌症的主要危险因素之一，已有许多研究报道了吸烟对心血管疾病的不良影响。吸烟者还会给周围的人带来被动吸烟，也就是二手烟。二手烟也会带来心血管疾病风险的增加。戒烟虽不能降低血压，但戒烟可降低心血管疾病风险。戒烟的益处十分肯定。因此，强烈建议并督促高血压患者戒烟。

Q: 饮酒对血压有什么影响?

　　过量饮酒显著增加高血压的发病风险,且风险会随着饮酒量的增加而增加,限制饮酒可使血压降低。建议高血压患者不饮酒。如饮酒,则应少量并选择低度酒,避免饮用高度烈性酒。研究显示,限制饮酒后血压明显下降,酒精摄入量平均减少 67%,SBP 下降 3.31 mmHg,DBP 下降 2.04 mmHg。所以建议如果饮酒,每日酒精摄入量男性不超过 25 g,女性不超过 15 g;每周酒精摄入量男性不超过 140 g,女性不超过 80 g。白酒、葡萄酒、啤酒摄入量分别少于 50 mL、100 mL、300 mL。

Q: 肥胖对血压的影响有哪些?

　　超重和肥胖显著增加高血压的风险,也增加人群全因死亡的风险,近年来,我国人群中超重和肥胖的比例明显增加,35 ~ 64 岁中年人的超重率为 38.8%,肥胖率为 20.2%,其中女性高于男性,城市人群高于农村,北方居民高于南方。中国成年人超重和肥胖与高血压发病关系的随访研究发现,随着体质指数(BMI)的增加,超重组高血压发病风险增加 16%,肥胖组高血压发病风险增加 28%。可见超重和肥胖与高血压患病率关系最明显。故建议所有超重和肥胖患者减重,将体重维持在健康范围内,BMI 为 18.5 ~ 23.9 kg/m^2,男性腰围 < 90 cm,女性 < 85 cm。

Q: 高血压患者如何减重?

　　减重对血压控制非常重要,积极的减重有利于降低血压,有研究显示，体重下降 10 kg，可使收缩压降低 5 ～ 20 mmHg。减重最重要的是掌握好吃和动的平衡，包括控制热量的摄入、增加体力活动和行为干预。在膳食平衡基础上减少每日总热量摄入，控制高热量食物（高脂肪食物、含糖饮料和酒类等）的摄入，适当控制碳水化合物的摄入；提倡进行规律的中等强度的有氧运动，减少久坐时间。此外，还可以辅助行为疗法来帮助减重成功，如建立节食意识、制定用餐计划、记录摄入食物种类和重量、计算热量等，来限制每日的热量摄入，这些对减轻体重都有一定帮助。对于综合生活方式干预减重效果不理想者，可考虑使用药物治疗或手术治疗。现在很多医院都有减肥门诊，医生可根据患者的具体情况推荐相应的减重方案。

▶▶▶ 第六章

心肌病

第一节

快速了解心肌病

Q: 什么是心肌病?

由于各种因素累及心肌,引起心脏机械或电活动异常的一组异质性疾病,最常表现为心室不适当的肥厚或扩张。心肌病的病因非常复杂,包括遗传、炎症、心肌缺血、应激、妊娠、自身免疫、药物或毒素、代谢性因素等,尚有很大部分的致病机制还未完全清楚。根据心肌累及程度不同,轻症者表现隐匿,可以没有任何临床表现,直至体检或由于其他原因进行检查时偶然被发现。随着心肌受累程度加重,则可能表现出心脏收缩/舒张功能障碍,临床表现为进展性心力衰竭;或是电生理异常,临床表现为心房颤动、室性心动过速等心律失常,甚至是猝死。

Q: 心肌病有哪些症状?

心肌病的临床症状非常复杂多变,轻症者隐匿无任何不适,常常由于其他因素进行体检或接受心脏检查,例如心电图、胸片、超声心动图而被发现。然而,一旦已经出现严重心脏结构和功能异常,临床表现则可能非常突出,典型左心室功能衰竭的症状包括劳力性呼吸困难、夜间阵发性呼吸困难、疲乏;右心室衰竭更多见为颈静脉血管怒张、胸腔积液引起呼吸困难、腹腔积液造成腹胀，伴有明显的体循环淤血表现（水肿），可以引起肝脏肿胀、黄疸、凝血功能障碍。全心衰竭者则两者兼有。其他症状包括心律失常引起的心悸，同时也可能出现快速或缓慢性心律失常，或是由于左心室流出道梗阻，引起的脑部血流供应障碍，导致黑蒙、晕厥、短暂性意识丧失，甚至是猝死。由于心肌功能障碍，心腔内形成血栓者，则具有卒中（脑功能障碍、肢体瘫痪）或外周动脉栓塞的风险。

Q: 心肌病有哪些类型？

心肌病通常分为原发性心肌病和继发性心肌病，其中，原发性心肌病指的是各种病因引起以心肌病变为主的心脏疾病，通常可根据心脏最终受累的表现分为扩张型心肌病、肥厚型心肌病、限制型心肌病、致心律失常性右室心肌病、致密化不全心肌病等，还有部分临床表现特异性不足则归为未定型心肌病。继发性心肌病指心肌病是全身性疾病的一部分，譬如嗜酸性粒细胞增多症所致心肌病、系统性淀粉样变性心肌病、法布雷病心肌病等。

Q: 心肌病与遗传相关吗？

部分心肌病已经明确由遗传因素所致，探索比较深入的包括扩张型心肌病和肥厚型心肌病。

1. 扩张型心肌病中，30%～50%患者具有家族史，高达40%遗传起决定作用。目前已发现60多个基因（肌节蛋白、细胞骨架、核膜、肌膜、离子通道）。肌联蛋白突变最常见，突变多为常染色体显性遗传。常规基因检查阳性率 30% ～ 35%。

2. 肥厚型心肌病中，近乎 60% 为常染色体显性遗传，明确为肌节基因突变，突变总数 > 100，部分原因未明的患者，也不除外与突变相关。除此，多种单基因突变引起的溶酶体病、神经肌肉病、线粒体病或先天畸形综合征，均可导致心脏呈"肥厚型心肌病"的表现。

总体来说，基因检查对于明确心肌病的诊断非常具有价值。对患者一级亲属展开级联筛查也具有早期发现疾病和采取干预措施的重要意义。

Q: 谁会得心肌病？

具有明确心肌病家族史的人群，尤其是原发性心肌病，目前已经确定其中多数与遗传因素相关。因此，先证者的一级亲属（父母、亲兄弟姐妹和儿女）均可能是患病人群，或者突变携带者。

患有全身性疾病，并且可能累及心脏者，例如嗜酸性粒细胞增多症、肌营养不良、血色病、淀粉样变性等，也是心肌病的高危人群，必要时均需展开筛查。

罹患心脏疾病者，例如心肌梗死、心肌炎等，也可继发形成心肌病。

肿瘤患者，使用特定化学治疗，包括靶向或免疫治疗，具有潜在心肌毒性的药物，均可能诱发心肌病。

特定病理生理状态下，例如重症感染、妊娠、酗酒，也是心肌病的易患人群。

Q: 儿童会不会得心肌病？

会的。无论是原发的遗传性心肌病，或是继发的心肌病，均可见于儿童。如果明确有心肌病家族史，儿童时期就起始监测也是必要的。

Q: 心肌病和心脏病一样吗？

严格来说，心肌病是"心脏病"的一类，无论何种病因，最终都是心肌受累，引起病理生理改变，造成心脏功能和结构异常。

Q: 心肌病和心肌炎是一回事吗？

心肌炎是由于各种因素造成的炎性损伤，最常见的为感染（病毒、细菌等）、免疫、药物或毒素。除此，也可由于非感染性因素，例如系统性红斑狼疮、过敏反应等引起心肌炎性细胞浸润。起初炎性损伤引起心肌细胞不同程度的坏死，此时最主要的表现为心肌损伤标志物增高，例如肌钙蛋白，必须通过血液检测才得以监测和发现。如果大量的心肌细胞损伤，最终造成心脏结构和功能异常，引起心肌不可逆功能受损，则就是进展为心肌病。例如，扩张型心肌病的患者中，其中部分由病毒性心肌炎所致。此时，极易诱发各类急性心脏事件，包括心律失常和心力衰竭。

Q: 心肌梗死就是心肌病吗？

心肌梗死的患者人群，如果最终由于心肌细胞大量坏死，心肌重塑，尤其是引起左心室扩张，心脏功能减损下降，就称为缺血性心肌病。如果无法获得有效的治疗，最终也将引起肺动脉高压，右心房压力升高，造成全心衰竭，患者呈严重呼吸困难、全身水肿和多浆膜腔积液。

Q: 什么是肥厚型心肌病?

肥厚型心肌病（HCM）特征为心室壁呈不对称性肥厚，使得心室内腔变小，左心室血液充盈受阻，部分患者由于室间隔过度增厚造成心室血流流出受阻，称为梗阻性肥厚型心肌病。狭义而言，肥厚型心肌病是一类遗传性疾病，已经明确与肌节蛋白突变相关，目前广泛被认可的人群发病率为 1/500。然而，其他一些因素譬如代谢性疾病、溶酶体病、肌肉病、淀粉样变性等，由于心肌细胞肥大，或者异常生成及无法代谢的物质在心脏中蓄积，也会表现为"心肌肥厚"，而被误认为肥厚型心肌病。因此，心肌肥厚者需要专科医生进行详尽的鉴别诊断，完善必要的检查才能得出最终诊断，包括心电图、心脏超声、心脏增强磁共振等，心肌活检也是必要的手段，同时基因检测也具有重要价值。肥厚型心肌病具有猝死风险，是运动性猝死的原因之一，明确具有猝死家族史、室间隔厚度 ≥ 30 mm、合并室性心动过速或晕厥病史等高危情况，植入埋藏式心脏转复器（ICD）是预防猝死的重要手段。伴有左心室流出道梗阻者，需要给予干预解除梗阻，目前首选的办法包括外科改良 Morrow 术切除肥厚肌束、经皮导管酒精室间隔化学消融术（微创）、经皮导管心肌射频消融术（微创）等。无论如何，具体适用何种干预措施，需要专科医生团队充分评估。

Q: 什么是扩张型心肌病？

扩张型心肌病（DCM）以双侧心室扩张为特征，室壁多变薄，最终将引起充血性心力衰竭。发病过程缓慢，往往在中年之后才出现临床症状，最初表现为劳累后气短或呼吸困难，随着疾病进展轻度活动或休息时也有气短，或有夜间阵发性呼吸困难。患者常感乏力，严重影响日常生活。扩张型心肌病的病因不清，已经明确部分和遗传相关，通常指除外其他已知病因之后，心室扩大伴收缩功能减损的特发性心肌病，终末期时四个心腔均显著增大，射血分数极低，极易造成心律失常、心室血栓、功能性瓣膜反流，甚至发生猝死。一旦临床诊断明确，患者需严密配合医生治疗和随访，接受必要的抗心衰药物治疗，并且射血分数 < 40% 者，需积极考虑植入埋藏式心脏转复器（ICD），部分患者还可能需要心室同步化治疗（CRT），终末期则考虑心脏移植或者心室辅助装置（LVAD）。

Q: 什么是限制型心肌病？

限制型心肌病（RCM）以舒张功能异常为特征，突出表现为心室限制性充盈障碍的心肌病。WHO 的定义为"以单或双心室充盈受限，舒张期容积缩小为特征，但心室收缩功能及室壁厚度正常或接近正常"。限制型心肌病的病因复杂，包括与多种心脏疾病和全身性疾病直接相关，前者如 ATTR 淀粉样变性、特发性或家族性限制型心肌病；后者多见 AL 淀粉样变性、血色素沉着病、嗜酸粒细胞增多症、免疫性肌病、法布雷病等。总而言之，考虑限制型心肌病时，一定需要经验丰富的专科医生进行病因诊断，从根本上给予干预，改善心肌病的预后。限制型心肌病由于血液回流心室受限，患者往往表现为严重的水肿，包括多浆膜腔积液（以胸腔和腹腔最为常见），也经常可见合并心律失常、心室血栓、充血性心力衰竭。因此，早期识别并针对性治疗至关重要。同样地，为了明确病因诊断，除了心电图、心脏超声、心脏增强磁共振之外，心肌活检和基因检测也具有重要价值，同时由于涉及多种全身性疾病，各类其他辅助检查，包括特殊血液学检查、组织或肌肉活检、骨髓穿刺涂片和流式细胞学等，有时也非常必要。

Q: 什么是酒精性心肌病?

酒精性心肌病是指长期大量的酒精摄入引起的非缺血性扩张型心肌病变，以心脏扩大、心律失常和充血性心力衰竭为特征。酒精性心肌病的诊断标准如下。

1. 符合扩张型心肌病临床诊断标准：心脏扩大、心力衰竭、心律失常、血栓栓塞、猝死等。

2. 长期大量饮酒：女性＞ 40 g/d，男性＞ 80 g/d，饮酒史＞ 5 年。

3. 既往无其他心脏病病史。

4. 早期发现戒酒 6 个月后临床状态得到缓解。

Q: 心肌病是否能预防?

如上所述，部分心肌病并无法有效预防，尤其遗传相关者，应及早采取监测和随访，并给予有效的治疗措施。但是，对于缺血、酒精这类因素所致的心肌病，则可通过健康的生活方式，以及规范的抗动脉粥样硬化措施给予预防。无法避免使用潜在心脏毒性的药物之时，密切监测非常必要，一旦发生心肌损伤，及时停药并给予干预可以避免疾病进一步进展。除此，对于可能引起心肌损伤的全身性疾病，最主要的措施则是积极治疗原发病。

Q: 为什么会得心肌病？

罹患心肌病的原因非常复杂，其中比较明确的与如下相关。

遗传：目前已经明确，典型心肌病包括扩张型心肌病、肥厚型心肌病、致心律失常右室心肌病、致密化不全心肌病、ATTR淀粉样变性心肌病、法布雷病心肌病等均与遗传相关。同时，一些全身性疾病，也可能与遗传因素相关，例如血色素沉着病、肌营养不良、线粒体病等，发病后继发引起心肌病。

心脏疾患：心肌梗死和心肌炎是造成心肌病的重要原因，均是由于大量损失心肌细胞引起心脏结构和功能异常。

毒素和药物损伤：靶向或免疫治疗药物、酒精、重金属中毒等，均可直接损伤心肌，最终造成心肌病。

特殊病理生理状态：重症感染、恶性肿瘤、嗜铬细胞瘤等均是应激性心肌病的重要病因；妊娠晚期的女性，还可见围生期心肌病。

Q: 哪些情况会加重心肌病？

任何可能进一步损伤心肌的情况，均可能加重心肌病，例如缺血、感染、药物和毒素、高血压等。除此，由于心脏结构的异常，造成瓣膜反流、心力衰竭恶化、心律失常等，也是引起心肌病最终结局不良的因素。

Q: 心肌病怎么区分严重程度？

通常而言，心肌病进展至显著心脏结构和功能异常，由此引发临床症状均是较为严重的心肌病。例如，具有心力衰竭、心律失常、卒中或栓塞、猝死等临床表现。

第二节

确诊方法

Q: 怎么早期发现心肌病?

由于心肌病可与遗传因素密切相关,因此,对于所有确诊各类原发性心肌病的一级亲属,均应排查心肌病风险。由于异质性极大,无论儿童或成人,均可能是心肌病的受累人群;对于表现为强烈家族聚集性的心肌病类型,还同时建议采取动态随访监测。除此,对于继发性心肌病而言,长期暴露于已知的致病因素则为高危人群,应进行主动监测,例如使用高剂量蒽环类药物化疗的肿瘤人群;明确诊断为浆细胞病、嗜酸粒细胞增多症、肌营养不良等与心肌病致病高度相关的系统性疾病患者。

最常用于筛查和诊断心肌病的检查是经胸超声心动图检查,可作为对高危人群主动筛查最为简易有效的手段。然而,超声心动图并非常规体检项目,建议体格检查发现心脏杂音或搏动异常、心电图出现电压异常、心律失常或传导阻滞、影像学提示心影改变;或者临床表现动脉栓塞、心力衰竭、晕厥、猝死等均应及时进行超声心动图检查,排查心肌病。

Q: 怎么诊断心肌病?

心电学：心电图简易、无创、易行，却可以初步反映心肌情况。例如，左心室高电压合并劳损的图形，极可能是左心室肥厚（LVH）的反映；心电图广泛导联低电压，则可能提示心肌淀粉样变性或心包积液；心电图传导异常，例如 PR 间期缩短，最常见于预激综合征和法布雷病心肌病。心电图还可以直接反馈是否合并心律失常，长程心电图或植入式心电监测器对于评估心肌病人群是否具有致命性心律失常均是重要的手段。

影像学：影像学检查可以直观反映心脏的结构，并评估心脏功能，发现心脏潜在的并发症，例如瓣膜反流、血栓形成等。目前广泛用于心肌病的检查主要是超声心动图，使用声学对比剂的情况下，可以更精确评估心脏结构和运动功能；除此，X 线、CT、MRI 均是重要的辅助检查，尤其心脏增强 MRI 具有良好的空间分辨率，对于某些心肌病，甚至可以使患者免于接受心肌活检。核素检查也是一大类重要的检查，尤其随着技术发展，结合特殊标记的核素，也可直接对某些心肌病做出诊断。

血液学：采血化验对全身性疾病合并心肌病的诊断非常关键，除此，血液肌钙蛋白检测对心肌损伤高度特异，并且血液学检查对于疾病转归和预后具有监测和预测意义。

病理学：病理学检查无疑对心肌病具有"一锤定音"的意义。除了针对心肌进行活检，全身性疾病还可获取其他累及的部位进行活检辅助诊断，例如舌体、外周骨骼肌、骨髓等。现代病理学的进展，除了传统的切片染色，还可采取多种技术，例如电镜、免疫组化、流式细胞学等，对组织进行鉴别诊断、评价疾病程度、明确针对性治疗的靶点。

遗传学：结合患者临床表现、症状与体征，以及其他理化检查，遗传学除了对先证者具有诊断的价值外，也是指导近亲家属开展筛查最重要的依据。遗传学检查的积累，也是推动临床专家和研究者掌握心肌病发病机制、临床表型、预后的重要数据来源。由此，得以制定更具特异性的预防和干预措施。

Q: 哪些异常提示有心肌病？

首先，临床病史最具重要性，具有心力衰竭、晕厥、猝死病史的人群均应排查心肌病。一般而言，最常用于筛查和诊断心肌病的检查是经胸超声心动图检查，可作为对高危人群主动筛查最为简易有效的手段。除此，建议体格检查发现心脏杂音或搏动异常、心电图出现电压异常、心律失常或传导阻滞、影像学提示心影改变者，均应前往咨询专科医生，必要时进一步展开排查。

查体发现心脏扩大，心脏听诊有杂音，触诊心脏搏动异常；合并有肺部湿啰音、血压低、四肢湿冷、双下肢水肿、颈静脉怒张、肝脏浊音界增大等，这些异常提示有心肌病。再结合心电图、超声心动图检查结果来明确有无心肌病。

Q: 心肌病需要做哪些化验？

常规化验：血常规、尿常规、生化全项（血糖、肝肾功能、脂质谱）、凝血功能、甲状腺功能、肌酸激酶、蛋白电泳、电解质。

心脏相关标志物：肌钙蛋白、肌酸激酶同工酶 –MB、肌红蛋白、钠尿肽等。

其他特殊检查：根据疑似的诊断，展开包括自身抗体、肌炎抗体谱、免疫固定电泳、α – 半乳糖苷酶活性、24 小时尿蛋白等检查。

Q: 心肌病应该做冠状动脉造影吗？

具有动脉粥样硬化性心脏病危险因素的患者，例如高血压、糖尿病、高胆固醇血症、吸烟、中年男性、绝经后女性等均应展开冠状动脉检查，积极除外缺血因素。缺血性心肌病最重要的治疗即是纠正冠状动脉缺血，部分患者给予血运重建联合规范化药物治疗后得以恢复。对于其他心肌病患者，保障良好的冠状动脉血供，也是改善疾病预后的重要手段。

Q: 心肌病应该怎么确诊？

由于心肌病极为复杂，除了临床病史，最为关键的是症状与体征，结合前述心电学、血液学、影像学、病理学和遗传学，才可得出比较明确的诊断。

心肌活检对于淀粉样变性等浸润性心肌病的诊断有确诊的价值。一些遗传性心肌病可通过基因检测进行确诊。

然而，部分病例局限于目前的科学认识，即使已经完善最为先进的检查，仍然无法最终确定诊断。还有待于通过更多的随访和积累，期许在未来得以揭开罩在正确诊断之上的面纱。

Q: 心肌病需要基因检查吗？

部分心肌病已经明确由遗传因素所致，探索比较深入的包括扩张型心肌病和肥厚型心肌病，其他包括致心律失常右室心肌病、致密化不全心肌病，也具有家族聚集性的特点。除此，一些同时累及心脏和多脏器的疾病，包括血色病、法布雷病、糖原贮积症、肌营养不良等，均依赖于基因检测明确诊断。因此，随着基因检测的技术普及，其地位愈发重要。除此，对于酒精、化疗药物、妊娠等诱发的心肌病，已经揭示具有"易感性基因"，有望揭开临床中"同人不同病"的现象。总之，基因检测对于心肌病人群而言意义重大。尤其，对于具有生育需求的群体，可以通过先进的辅助生殖技术，筛选无致病基因的健康胚胎，实现优生优育的目的。

Q: 心肌活检一定要做吗？

随着检验和影像学技术，尤其分子影像学的进展，部分满足了对传统病理学检测的需求。无论如何，获取心肌组织进行病理学检查，仍然是所有心肌病诊断的"金标准"。因此，对于疑难病例，或者需要组织学评估疾病严重程度、监测疗效和鉴定预后者，心肌活检仍然是必要的手段。

Q: 心肌活检怎么做？

心肌活检通常指经皮导管心内膜活检术，通过微创手术，留置导管，再送入活检钳至目标心腔获取心脏组织，大小通常为

1 mm^3。由于心肌受累经常并非均匀分布，因此会获取多处多块组织，以满足临床诊断需求，一般是 4 ～ 6 块组织。血管的入路可以采取包括颈静脉、桡动脉、股静脉，取决于拟活检的心腔，以及术者的操作经验。

Q: 心肌活检在诊断中的意义？

临床上对心肌病的诊断和分型主要通过临床表现、影像学检查和基因检测等手段来进行。但很多特殊心肌病的临床表现高度相似，很难通过常规手段进行准确诊断和鉴别诊断。通过心肌活检的病理学检查是确诊特殊类型心肌病的金标准。

最佳治疗方法

Q: 心肌病能治好吗？

根据病因不同，心肌病的预后差异很大。例如，缺血性心肌病、酒精性心肌病、围生期心肌病随着病因去除，患者可以完全恢复正常。总之，病因治疗是最为关键的治疗措施。除此，围绕心肌病带来的临床情况展开积极和规范治疗，也是改善预后的关键。例如，对于射血分数减损的心力衰竭者，目前的系列药物极大改善了患者的临床情况；部分心律失常，例如室性心动过速、心房颤动等，射频消融也可根治；心脏起搏器的植入可以为合并缓慢性心律失常的患者"保驾"；植入埋藏式心脏转复器（ICD）对于猝死高风险者非常必要。严重心脏结构和功能受累者，则需考虑心脏移植。

Q: 看病前需要注意什么？

除了医生详尽对患者问诊，做好如下准备非常重要。

1. 过去体检的结果，包括曾经接受过的胸片、心电图、心脏超声等结果。

2. 详细的家族史，尤其是近亲家属中是否伴有类似的心肌病变。

3.过去完整的就诊病历，曾经接受过的检查和干预手段。

Q: 如何选择就诊医院和医生?

北京大学人民医院心血管内科，目前具有心肌病专病门诊：

心肌梗死和心肌病门诊（西直门院区，周四下午）。

心力衰竭心肌病门诊（西直门院区，周一下午）。

两个专病门诊均面向所有心肌病患者，满足专业诊断和管理需求。

Q: 心肌病需要手术吗?

出于诊断目的，心肌病患者可能需要心肌活检术。

除此，为治疗和改善心肌病预后还可能涉及多种手术。其中，肥厚型心肌病合并左心室流出道梗阻，需要给予手术干预解除梗阻，选择包括外科改良 Morrow 术切除肥厚肌束、经皮导管酒精室间隔化学消融术（微创）、经皮导管心肌射频消融术（微创）等。对于任何类型的心肌病，合并引起血流动力学障碍的快速或缓慢性心律失常，视具体临床情况，可能需要心脏电生理医生，给予经导管（微创）植入起搏器、埋藏式心脏转复器（ICD）、心脏射频消融术等。对于终末期患者，外科心脏移植或者心室辅助装置（LVAD）均是改善预后的措施。部分特殊心肌病，甚至需要多脏器联合移植手术。

Q: 药物能治好心肌病吗?

根据具体病因,去除病因是根治心肌病的原则。其中,一些明确发病机制的心肌病完全可以通过特异性药物获得好转,例如淀粉样变性心肌病、法布雷病心肌病等。随着研究的深入,愈来愈多的新药投入使用,例如肥厚型心肌病,用于缓解流出道梗阻,改善心肌肥厚的药物已经获批上市,使部分患者得以免除外科手术或消融手术。未来也可预期,随着科研成果积累,将有更多的药物成为治疗心肌病一线治疗的措施。除此,药物治疗是改善预后的根本措施,例如缺血性心肌病除了血运重建手术之外,联合抗血小板、他汀、血管紧张素拮抗剂等,是患者维持远期预后和减少心血管事件的根本治疗。对于已经出现临床并发症的心肌病患者,抗心力衰竭、抗心律失常、抗凝等药物治疗更是必不可少。

Q: 扩张型心肌病如何治疗?

扩张型心肌病的治疗旨在阻止基础病因导致的心肌损害,阻断造成心力衰竭加重的神经体液机制,控制心律失常和预防猝死,预防栓塞,提高生活质量和延长生存期。

病因治疗:应积极寻找病因,给予相应的治疗。包括控制感染,严格限酒或戒酒、戒烟,避免有害的药物。治疗高血压、高脂血症、内分泌疾病或自身免疫病,纠正肥胖、电解质紊乱,改善营养失衡等。

针对心力衰竭的药物治疗:一旦出现心脏扩大、收缩功能损害,即使尚无心力衰竭的临床表现,也应积极进行药物治疗。药物治疗主要有 ACEI、ARB、ARNI、β 受体阻滞剂、螺内酯、伊伐布雷定、利尿剂等。经常规药物治疗心衰不能缓解者，可考虑静脉滴注正性肌力药物、血管扩张剂等。

抗凝治疗：血栓栓塞是常见的并发症，对于有房颤或有附壁血栓形成或有血栓栓塞病史的患者须长期华法林等抗凝治疗。

其他治疗：对于经充分药物治疗后仍心衰的患者，有适应证者可考虑心脏再同步化治疗。

Q: 肥厚型心肌病的治疗措施有哪些？

肥厚型心肌病的治疗旨在改善症状、减少并发症和预防猝死。方法是减轻流出道梗阻、改善心室顺应性、防治血栓栓塞事件和识别高危猝死患者。主要包括药物治疗和手术治疗。

药物治疗：β 受体阻滞剂和非二氢吡啶类钙拮抗剂可减轻左室流出道梗阻，改善舒张功能。疾病后期可出现心力衰竭，针对心衰可使用 ACEI、ARB、ARNI、β 受体阻滞剂、利尿剂、螺内酯甚至地高辛。此外，肥厚型心肌病最常见的心律失常是房颤，胺碘酮可减少阵发性房颤的发作。对于持续性房颤，可使用 β 受体阻滞剂控制心室率。除非禁忌，一般需考虑口服抗凝药治疗。

手术治疗：包括室间隔切除术、酒精室间隔消融术。

其他治疗：对于药物治疗效果差而又不太适合手术或消融的流出道梗阻的患者可以选择起搏治疗。

Q: 如何预防肥厚型心肌病患者猝死？

对于确诊肥厚型心肌病，尤其合并左室流出道梗阻的患者一般给予 β 受体阻滞剂、钙离子拮抗剂等药物治疗，药物治疗效果不佳者可行室间隔心肌消融术或外科切除术。对于心源性猝死高风险的患者，最可靠的预防猝死的方法是植入式心律转复除颤器（ICD）治疗。因此首先需要判定并识别出猝死风险高的患者人群，具有以下危险因素者建议植入 ICD：

——既往心脏停搏或持续性室性心律失常病史；

——早发心源性猝死家族史，包括室性快速心律失常的 ICD 治疗史；

——不明原因晕厥；

——动态心电图证实的非持续性室性心动过速；

——严重左室壁肥厚（最大厚度 > 30 mm）；

——其他，如心尖室壁瘤、射血分数 ≤ 50%、磁共振检查提示广泛延迟强化等。

Q: 围产期心肌病如何治疗？

指心脏健康女性在妊娠晚期至产后数月内发生的心力衰竭，呈特发性心肌病表现，突出特点为左心室收缩功能下降，左心室射血分数 < 45%。左心室多有扩大，但部分患者可以不扩大。部分 LVEF 超过 45% 的患者，如有明确的心功能受损和典型表现，有时也可以诊断为围产期心肌病。诊断围产期心肌病必须排除其他原因导致的心衰。其治疗原则与其他原因引起的心力衰竭一样。急性期注意卧床休息，药物治疗缓解心衰症状，包括强

心、利尿、扩血管等血管活性药物的使用，心源性休克的患者考虑 IABP、ECMO 等循环辅助装置的治疗。慢性期患者监测体重，调整生活方式，限盐、限水、改善营养、休息为主和适当运动。药物长期口服治疗，包括 ACEI、ARB、ARNI 等肾素 – 血管紧张素系统阻断药物、β 受体阻滞剂、醛固酮受体拮抗剂等。内科治疗无效的终末期患者可考虑心脏移植治疗。

Q: 哪些心肌病患者需要做心脏移植？

1. 严重的终末期心力衰竭的患者，包括严重的扩张型心肌病、限制型心肌病、严重失代偿性瓣膜病，即使经过充分的药物治疗仍不能缓解症状者。

2. 严重的冠心病，冠脉病变严重，支架植入和外科搭桥手术均无法解决问题。

3. 复杂的先天性心脏病，外科手术治疗无法根治。

4. 心肌无法再生，当无有效治疗手段时，一般预期寿命＜1年的情况下要考虑心脏移植。

Q: 心肌病患者日常生活中的注意事项有哪些？

1. 饮食方面，应以低盐、低脂、高纤维素为主，避免高热量和刺激性食物，注意补充优质蛋白，多进食粗纤维食物，保持排便通畅。减轻肠道负担，少食多餐，控制每日进食总量，避免进食过多加重心脏负担。

2. 戒烟限酒。

3. 生活规律，避免过度劳累，保证充足睡眠，避免精神紧张和情绪激动。

4. 适当体育锻炼，量力而为。避免重体力劳动和剧烈运动。建议进行专业医生指导下的心脏康复治疗。

5. 预防感冒，避免上呼吸道感染。对长期卧床患者应定时翻身拍背，促进痰液排出。

6. 严格按照医嘱服药，定期复查。

Q: 医生说心肌病可能会发生猝死，是真的吗?

此言不虚。无论任何病因，造成心脏结构和功能减损，尤其是左心室射血分数下降之时，均具有发生室性心律失常的风险，这是心肌病患者最致命的风险。由于其不可预测性，一旦发生时缺乏专业的医学照护，就有可能发生猝死。

Q: 心肌病预后如何?

心肌病的分类很复杂，预后和治疗方法在不同类型的心肌病中差异很大。只有极少数有明确可逆转的病因所导致的心肌病可以完全恢复，如早期酒精性心肌病的患者在戒酒后恢复，预后较好，但病情较重的晚期酒精性心肌病患者即使戒酒也不能完全恢复。由于心肌不能再生，绝大多数心肌病不能治愈，但可通过治疗延缓其进展。按临床表型，一般分为扩张型心肌病、肥厚型心肌病、限制型心肌病等。心肌病的治疗主要是针对病因，多数需终身服药。

▶▶▶ 第七章

先天性心脏病

第一节

快速了解先天性心脏病

Q: 什么是先天性心脏病？

简单说，先天性心脏病是小孩出生时就有的与正常小孩不同的心脏结构上的异常，这些异常会影响到小孩正常的心脏功能，甚至威胁到小孩的生命。人们把这些先天性异常称为先天性心脏病，简称先心病。如常常被人提到的先天性房间隔缺损，先天性室间隔缺损，法洛四联征等。

人体所有的器官组织最早是由一个受精卵细胞发育而来。受精卵在母亲体内不断增生，分化，最终成为一个复杂的人体整体。心脏是整个人体分化发育的一个部分。如果有心脏不能按照正常的生长、分化过程进行，就会导致心脏发育的异常，从而出现先天性结构异常，也就是先天性心脏病。

Q: 先天性心脏病能活多久？

先天性心脏病患者的寿命主要与先心病类型有关。在经过有效的治疗后，先心病患者的生命通常可以得到保证，但是会低于正常人。如未能及时治疗，单心室、完全大动脉转位等复杂青紫型先心病大多数在半岁内死亡；法洛四联症可能在 10 岁左右死亡；而小的房间隔缺损、室间隔缺损则可以活到 50 岁左右。

Q: 先天性心脏病是心力衰竭吗？

心力衰竭是各种心脏结构或功能性疾病导致心室充盈和（或）射血功能受损，心排血量不能满足机体组织代谢需要，以肺循环和（或）体循环淤血，器官、组织血液灌注不足为临床表现的一组综合征，主要表现为呼吸困难、体力活动受限和体液潴留。心力衰竭的病因可以有很多种，包括冠心病、先心病、肺心病、心肌病、心肌炎、高血压等。在 20% ～ 50% 的成人先天性心脏病人群中，心力衰竭是一个常见问题，也是主要的死亡原因。

Q: 先天性心脏病需要和哪些疾病区别？

患有先天性心脏病的症状主要有活动能力下降，心律失常，四肢和躯干肿胀、青紫等表现，通过心脏超声检查会比较容易诊断出来。临床上需要同心肌病、瓣膜病、肺动脉高压、心力衰竭等疾病进行鉴别。

Q: 先天性心脏病有哪些类型？

先天性心脏病有多种分类方法。可以根据疾病的复杂程度分为简单先心病与复杂先心病。简单先心病病变简单，诊断容易，及时手术效果好，可以达到完全治愈的结果。常见的简单先天性心脏病有先天性房间隔缺损，先天性室间隔缺损，先天性动脉导管未闭等。复杂先天性心脏病，结构复杂，手术难度大，有时术后难以达到正常人的生活状态。如三尖瓣闭锁、肺动脉闭锁、左心发育不良、主肺动脉共干等。

可以根据患者是否发绀（口唇、指甲发紫）分为非发绀型先心病与发绀型先心病。常见的先天性房间隔缺损、室间隔缺损、动脉导管未闭等一般情况下不会出现发绀，称为非发绀型先心病。而先天法洛四联征，右室双出口、大动脉转位等多合并口唇、指甲发绀，称为发绀型先心病。

可以根据先天性心脏病有无分流及分流方向，分有分流或无分流的先天性心脏病。有分流的先天性心脏病在左右心之间存在异常的孔道，导致血流可以通过孔道在左右心之间交通，根据分流的方向可以分为左向右分流或右向左分流的先天性心脏病。先天性房间隔缺损、室间隔缺损、动脉导管未闭为左向右分流的先天性心脏病，法洛四联征为右向左分流的先天性心脏病。肺动脉瓣狭窄、三尖瓣闭锁、三尖瓣下移畸形等为无分流的先天性心脏病。

Q: 先天性心脏病发病率如何？

先天性心脏病的发病率与居民生活水平、产前检查及干预相关，不同时间，不同地区的发病率不同。根据对上海市杨浦和徐汇两个区的调查，在 1 年里出生的 20 082 个活产婴儿中，先天性心脏病的发病率为 6.87‰，据上海两所医院 2012 年 6 至 10 月连续分娩的 5190 例活产新生儿的超声心动图复查结果，诊断先天性心脏病共 138 名，其中室间隔缺损 90 名，房间隔缺损 32 名，动脉导管未闭 7 名，肺动脉瓣狭窄 2 名，法洛四联症 2 名，单心室 2 名，房室间隔缺损 1 名，右室双出口 1 名及冠状动脉瘘 1 名。

Q: 哪些人容易得先天性心脏病?

小儿染色体异常的情况下容易出现心脏发育异常产生先天性心脏病,如果母亲在怀孕期间,主要是在怀孕早期生病、接触毒物和特殊药物等会影响胎儿的心脏发育,产生先天性心脏病。

Q: 环境因素可以导致先天性心脏病吗?

先天性心脏病指胚胎时期心脏及大血管发育异常导致的结构畸形。关于先天性心脏病的病因,目前还不十分清楚,但目前的研究显示,除存在遗传因素以外,环境因素也是推动疾病发生发展的原因之一。

所谓环境因素,是指孕妇在怀孕期间,尤其是孕早期,接触了化学物质、放射性物质、服用了一些药物、吸毒,或是发生了病毒感染,如风疹病毒、流感病毒、腮腺炎病毒、柯萨奇病毒等。这些因素促进疾病发生发展的具体机制、所占的比重尚不十分清楚,也很可能存在除此以外的更多因素,但这些不良因素是孕妇在怀孕期间应该避免的。

Q: 为什么会得先天性心脏病?

所有先天性心脏病都是有遗传倾向的。临床工作中遇到的病例绝大部分都是散发病例,没有明显的家系(家族遗传)特点,基因检查也没有发现异常的基因片段;但有个别家系(家族遗传)出现明显的遗传特点。我们针对这些家系进行了研究,发现他们有共同的遗传基因缺陷。携带这些基因缺陷的人,一小部分出现了先天性心脏病，大部分没有出现心脏异常。我们将这样的基因转移到了实验小鼠身上，也发现和人类相似的情况。

先天性心脏病的发生有可能是基因缺陷造成的，但更多是后天因素造成的，在胚胎发育的关键期，孕妇使用了某些药物，抽烟喝酒，某些病原菌导致孕妇感染，接触了放射性环境（长期飞行），都有可能造成基因突变或者胚胎发育所依赖的母体内的环境改变，从而造成先天性心脏病的发生。

Q: 先天性心脏病有哪些表现？

先天性心脏病的表现与先天性心脏病的类型有关，同一类型不同发展阶段及不同严重程度的先天性心脏病表现也有不同。

归纳起来，先天性心脏病的表现有以下几类。

1. 呼吸道的症状，这是先天性心脏病最常见到的一类表现，多见于房间隔缺损、室间隔缺损、动脉导管未闭等，主要表现为容易感冒，感冒后不易痊愈，并容易继发肺部感染。

2. 气短、活动耐量下降，多见于肺动脉瓣狭窄、三尖瓣下移畸形等肺缺血性先天性心脏病。

3. 心脏杂音，大部分先天性心脏病都有心脏杂音，随着病情的发展，杂音性质可能会发生改变。

4. 肺动脉高压的表现，一些先天性心脏病发展到晚期会出现严重肺动脉高压，患者可以有心脏跳动感明显、活动后晕倒的表现。

5. 口唇指甲发绀，一些先天性心脏病会影响肺的供氧功能，患者出现缺氧现象，主要表现就是口唇指甲发绀。

6. 生长发育落后，由于先天性异常的存在，常常全身血供不足，影响孩子的生长发育，严重时，会出现新生儿喂养困难，甚至夭折不能成年。

7. 特殊表现，像法洛四联征可以出现特征性"蹲距"现象，经常会因为缺氧而通过下蹲，部分缓解缺氧的现象。

Q: 先天性心脏病患者为什么会晕厥？

我们知道，心脏可以分为左右两边的心腔，而两边心腔的血流本是互不相通的，其中左边的心腔里流动的是含氧量很高的动脉血，而右边的心腔里则是含氧量低的静脉血。由于血液分流的存在，先天性心脏病患者的心脏供应全身的可能是含氧量偏低的血液，因此会由于脑部供血供氧不足导致晕厥。当先天性心脏病病程时间较长，心脏本身功能受到损伤的时候，也有可能因为心脏排血能力突然下降，甚至暂停的情况，而导致晕厥。

Q: 为什么先天性心脏病会发生肺动脉高压？

肺动脉高压是很多左向右分流的先天性心脏病在发展到后期可能会出现的一种情况。以房间隔缺损为例，早期的房间隔缺损会发生由左心房向右心房的循环分流，因为左心房的压力大于右心房的压力。当这种分流持续存在时，分流到右心房并最终进入肺循环的血量增加，肺血管容易发生痉挛，导致肺动脉的压力增高，此时发生可逆的肺动脉高压。随着这种状态长时间的存在，其对肺动脉的损害也逐渐加重，肺动脉血管壁出现僵硬纤维的增生，使得肺动脉压进一步发生不可逆的升高。当肺动脉高压严重时，右心的压力会逐渐高于左心，原先的左向右分流逐渐变为双向分流，或右向左分流。

Q: 先天性心脏病有哪些并发症？

先天性心脏病常见的并发症主要有反复发作的感冒、肺炎，心力衰竭，各种心律失常，感染性心内膜炎及肺动脉高压后出现的艾森曼格综合征等。

先天性心脏病的患儿，尤其是室间隔缺损或者动脉导管未闭比较严重的时候，往往会反反复复地出现发热、肺炎等症状，而且不容易自愈。长时间反复的感染还会导致孩子的喂养困难，影响孩子的生长发育。

有些严重的先天性心脏病，孩子可能会出现心力衰竭，往往表现为呼吸急促、乏力，甚至出现腿脚的肿胀等。有时候，先天性心脏病的孩子还可能会突然间心跳加速或者减慢，同时出现乏力、头晕、眼前发黑，甚至突然晕倒的情况，这就有可能是出现了严重的心律失常。一旦出现上述这种情况，就需要尽快就医。

先天性心脏病往往存在着异常的血流通道，长时间的异常血流冲击后就容易导致局部内皮的损伤。而一些细菌微生物进入血液后就容易附着在这些损伤的内皮附近并进一步侵袭，引起心内膜炎。孩子一旦发生心内膜炎，多表现为反反复复的寒战和发热，同时伴随着乏力、食欲下降等，严重的时候还可能会出现突然的栓塞事件或者身上出现异常的出血点。

左向右分流的先天性心脏病，比如室间隔缺损、房间隔缺损、动脉导管未闭等，如果在幼年的时候不进行治疗，就会逐渐出现肺动脉高压。肺动脉高压早期的时候，还是可逆的，如果及时治疗原发的先天性心脏病，肺动脉高压就会缓解。但如果一直不治疗，慢慢地，肺动脉高压就会变成不可逆的状态。一旦到了这个时期，孩子就失去了手术机会。原先左向右的分流也会变成右向左分流，孩子会出现口唇青紫、气促、乏力、活动耐量的下降，甚至因为缺氧和心衰加重而死亡，这就是艾森曼格综合征。

另外，先天性心脏病的孩子还有可能会出现反复的头痛甚至脑梗等并发症。无论是哪种并发症，一旦发生，对孩子的身体健康都会带来严重的影响。

Q: 房间隔缺损和室间隔缺损有区别吗？

房间隔缺损和室间隔缺损都是较常见的先天性心脏病。房间隔缺损是位于左、右心房之间的房间隔存在连续中断，由于左、右心房之间的压力差相对较小，所以房间隔缺损对于整个心脏的结构和肺血管的压力影响相对较小。而室间隔缺损是位于左、右心室之间的室间隔存在连续中断，因两者之间的压差大，分流量大，对肺血管产生的压力影响更大，症状出现得更早。室间隔缺损可导致肺动脉高压及右向左分流，即艾森曼格综合征，造成不可逆转后果，因此需要及早治疗。

Q: 什么是先天性心脏病四联症？

先天性心脏病四联症指的是法洛四联征，也有人叫法鲁四联征，简称四联征，英文名称为 tetralogy of fallot。法洛四联症是一种复杂性的先天性心脏病，是婴儿期最常见的青紫型先心病，约占所有先心病的 10%。1888 年法国医生 Etienne Fallot 详细描述了该病的病理改变及临床表现，故而得名。这是一种临床不少见的先天性心脏病，包括 4 种畸形同时存在，这 4 种畸形指室间隔缺损，主动脉骑跨（指主动脉跨越室间隔，正常的主动脉瓣位于左心室腔，主动脉不会跨越室间隔），右心室流出道狭窄和右心室肥厚。最常见的临床表现是口唇肢端发绀，活动耐力下降，严重可能会出现呼吸困难、蹲踞等现象。

Q: 先天性心脏病都会有发绀吗？

发绀是机体缺氧的表现，血液中的还原血红蛋白高于 50 g/L，可导致皮肤、指、趾、甲床及黏膜呈现蓝色或紫黑色，临床上称为发绀现象。根据是否出现发绀，可将先心病分为青紫型、潜在青紫型及无青紫型。青紫型先心病包括法洛四联症、完全性大动脉转位、完全性肺静脉异位引流等，因心脏内部血液存在"右向左"分流，使含氧低的静脉血未经氧合进入体循环，造成还原血红蛋白含量增高，出现发绀，称为中心性发绀。

第二节

诊断先天性心脏病的方法

Q: 先天性心脏病应该做什么检查?

先天性心脏病的诊断,一般通过临床症状及查体,加上辅助检查即可做出诊断,并能明确心脏结构异常、病变程度及范围,以制定治疗方法。

常用检查辅助检查包括:

心电图检查:可反映心房、心室有无肥厚及心脏传导系统的情况。

超声心动图:对心脏各腔室大小进行测定,用以诊断心脏解剖异常及其严重程度,是目前最常用的先天性心脏病的诊断方法之一。

X线检查:可有肺纹理增加或减少、心影增大。三维CT检查有助于了解具体的心脏结构异常。

心肺运动试验:运动测试在先心病人群中起着重要作用,其中生活质量和运动能力是治疗干预成功与否的关键指标。

心导管检查:通过导管检查,了解心腔及大血管不同部位的血氧含量和压力变化,明确有无分流及分流的部位。用于合并多种畸形复杂疑难的先天性心脏病,了解其病变的程度、类型及范围。

Q: 先天性心脏病做心脏彩超能查出来吗?

先天性心脏病大部分可以通过心脏彩超查出来。少部分的患者还需要进一步进行其他方面的检查来共同明确病情,比如行心导管的检查。常见的先天性心脏病主要包括室间隔缺损、房间隔缺损、动脉导管未闭、法洛四联症、肺动脉瓣狭窄等。通过心脏彩超及心脏的听诊检查,结合患者的临床表现,就可以明确具体病情及诊治方案。

Q: 先天性心脏病为什么要做心血管造影检查?

先天性心脏病的心血管造影检查简称为心导管检查,目的是了解心脏结构及肺动脉异常,评估肺动脉压力和阻力,测算心内外血液分流量。对于复杂的先天性心脏病,简单先天性心脏病治疗不及时合并肺动脉高压的情况下,就需要通过心导管检查来明确心血管结构异常的情况、肺动脉血管阻力,协助医生判断手术的必要性、风险,并设计适合患者的手术计划。

Q: 先天性心脏病做心脏造影前后注意事项有哪些?

1.合理饮食:检查当天饮食要清淡,不要吃得过饱,以防止做检查时恶心、呕吐发生窒息。

2.保持情绪稳定,心跳得过快时会影响到检查,而且容易诱发心肌缺血。

3.保持身体清洁:在做造影前一天要洗澡,因为术后可能几天内无法洗澡。

4. 进行化验和检查：确保自己处于健康的状态，有肾病时需要提前进行处理，否则容易诱发造影剂肾病，加重肾功能损害。还要检查术前病毒学，判断是否有乙肝、丙肝、艾滋病、梅毒等感染性疾病。如果有上述疾病，术前、术后器械需要经过特殊处理，此外还要注意是否有造影剂过敏的现象。

5. 造影结束后一定要卧床休息 6 ~ 8 小时，并且要注意多喝水，帮助排出体内残留的造影剂。

第三节

先天性心脏病患儿

Q: 先天性心脏病的婴幼儿，死亡率高吗？

先天性心脏病的死亡率是和疾病类型及严重程度相关的，需要具体情况具体分析，很难一概而论。

对于危害程度很轻的、具有自愈倾向的先天性心脏病，如很小的房间隔或室间隔缺损，随着年龄的增长，若缺损逐渐进一步缩小至消失，那么理论上疾病对患儿的危害也在逐渐下降。对于具有进展可能、需要手术治疗的先天性心脏病，手术后能够有效矫正先天存在的循环缺陷，使血流恢复正常模式，那么其死亡率及危害程度也会下降；但如果不通过手术治疗，这类疾病对身体的损害可能会逐渐增加，患儿的死亡率也会逐渐上升。

Q: 先天性心脏病患儿是否都有症状？

先天性心脏病的症状取决于疾病类型、进展阶段及严重程度。

对于一些结构损害并不严重的先天性心脏病，患儿可能在很长一段时间内都没有很明显的症状，部分患儿是因为体检时发现心脏杂音才确诊。随着年龄增长，有些患儿逐渐开始出现不同程度的不适症状，与疾病的进展有关。不同类型的先天性心脏病，其症状会有差异。具有左向右分流特点的先天性心脏病，比较常见的症状有心悸、胸闷、气短、乏力等；而存在右向左分流时，可能会有发绀、气喘、晕厥、咯血、活动耐量降低等表现；当疾病并发心力衰竭时，可能会伴有呼吸困难、水肿等症状。

Q: 儿童先天性心脏病有何征兆？

儿童先天性心脏病的表现与疾病类型、进展阶段及严重程度有关。程度轻的患儿甚至终身没有明显的表现或征兆；程度严重的患儿则出生后即发生严重的循环障碍，需要立即手术；对于中等程度的患儿来说，在出生后和生活中或多或少会有一些异常的征兆，提示其可能存在先天性心脏病。

有些先天性心脏病的患儿在进食或哭闹时会出现呼吸急促，吃奶时吮吸无力、喂奶困难，或者出现拒食表现。在成长过程中，如果发现儿童出现发育迟缓、消瘦多汗、爱疲乏、很少玩耍、体力差、喜欢蹲踞等情况，应予以重视。还有些先天性心脏病患儿，经常容易感冒，反复出现呼吸道感染，易患肺炎，这些都是应引起重视的征兆。

Q: 心脏有杂音是否就是先天性心脏病？

我们知道，心脏杂音是一部分先天性心脏病的特点，甚至医生可以在心脏听诊时，通过杂音的位置和性质，来判断先天性心脏病的类型。但是，心脏杂音和先天性心脏病之间，并不是画等号的关系。因为在一部分正常的儿童身上，我们也可能听到心脏杂音，但是并没有心脏的疾病，这种杂音往往被称为"功能性杂音"或"生理性杂音"。有一部分心脏杂音，还可能跟孩子的状态有关系，比如在孩子发热、哭闹、剧烈运动后能听到杂音，但是在退热以后，安静的时候，就完全听不到了。因此对于先天性心脏病的诊断，并不能单纯依赖于心脏杂音的存在。

Q: 为什么患了先天性心脏病的儿童容易得肺炎?

我们知道，心脏可以分为左右两边的心腔，而且左心系统压力是大于右心系统的，对于左向右分流的先天性心脏病，肺部的供血量会增多，血液中有很丰富的营养成分。当儿童发生感冒或者其他呼吸道感染的时候，细菌很容易通过气道到达肺部。细菌在肺部血液里得到营养，就容易产生肺炎。而且，患了先天性心脏病的儿童还可能存在发育不良，身体抵抗力差，可能还会反反复复地出现肺炎的情况。

Q: 有些先天性心脏病患儿皮肤为什么发紫?

我们知道，心脏可以分为左右两边的心腔，而两边心腔的血流本是互不相通的，其中左边的心腔里流动的是含氧量很高的动脉血，而右边的心腔里则是含氧量低的静脉血。先天性心脏病使得心脏结构改变，当左右两边心腔存在异常通道的时候，右边心腔的静脉血可能被分流到左边心腔，进一步被输送到全身，含氧量低的静脉血，在皮肤黏膜这种组织比较薄的位置，就显示出紫色的状态，这种情况，专业的名称叫作"发绀"。

Q: 为什么先天性心脏病患儿生长迟缓？

先天性心脏病的患儿生长迟缓，主要还是和心脏本身的结构和功能相关。由于左右两边的心腔存在血液交通，身体组织接收到的可能都是含氧量偏低的血液，因此胃肠道低氧、循环末梢灌注不良等因素，都可以导致不同程度的营养不良，影响生长发育。另外，由于患儿身体不适，喂养困难，甚至在喂奶时出现气促、憋气的表现，影响营养成分的摄入，也会导致生长发育迟缓和抵抗力不足的表现。

Q: 为什么先天性心脏病患儿经常咳嗽？

我们知道，心脏可以分为左右两边的心腔，而且左心系统压力是大于右心系统的，对于左向右分流的先天性心脏病，肺部的供血量会增多，形成肺淤血的状态。在肺部血液过多的情况下，血管充盈的状态会压迫刺激呼吸道，甚至血液里的成分直接渗透到呼吸道里，引起咳嗽。一些先天性心脏病的患儿，由于心血管结构的改变，肺动脉扩张增粗，还有可能压迫到神经，造成刺激性咳嗽。

Q: 哪些先天性心脏病的缺损会自然愈合？

确实有一部分先天性心脏病的"缺损状态"是能够自然愈合的，像常见的房间隔缺损、室间隔缺损等简单的先天性心脏病，自然愈合的病例屡见不鲜，这种现象也让很多患儿家长有所期待和感到欣慰。这种能够自然愈合的缺损，往往是缺损程度比较小的，在《常见先天性心脏病经皮介入治疗指南（2021 版）》

中指出，继发孔型房间隔缺损的总体自然闭合率可达 87%。在出生后 3 个月以前诊断的 3 mm 以下的房间隔缺损在 1 岁半内可 100% 的自然闭合，缺损在 3 ～ 8 mm 在 1 岁半内有 80% 以上的可自然闭合；大约有 75% 的小型室间隔缺损在出生后 1 ～ 3 岁内，有可能自行闭合，但对于中等大小的室间隔缺损来说，仅有 5% ～ 10% 可能自然闭合。但是，我们也并不能完全依赖于缺损的自然愈合，对于长期不能愈合的缺损状态，要及时寻找医生制定专业的治疗方案。

Q: 先天性心脏病会带来哪些危害？

我们了解到先天性心脏病会出现很多常见的症状，而这些情况的发生，主要取决于先天性心脏病的类型和复杂程度，对于一部分复杂而严重的先天性心脏病，在孩子出生后不久就可能出现严重的症状，甚至危及生命。一些严重的心脏结构畸形如果一直不进行治疗，还有可能导致肺动脉高压（呼吸困难、严重发绀）、心功能衰竭（气短气促、呼吸困难）、反复感染（呼吸道感染、心内膜炎）、生长发育迟缓（瘦弱矮小、智力低下）等危害。需要重视的是，即便是起初病情很轻微的先天性心脏病，随着疾病的不断进展，都有可能造成无法挽回的严重危害，因此，获得合理、及时的诊疗方案，对于先天性心脏病患儿而言，是非常重要的。

Q: 怎样判断患儿是哪一种类型的先天性心脏病？

对于先天性心脏病的判断，最常用的检查方法是超声心动图（也就是心脏彩超），这是一种便捷、无辐射的无创检查方式，能够对大多数的先天性心脏病做出明确的判断。但是我们也应当认识到，超声心动图检查的精确性受到很多因素的影响，而且对于一些病变比较复杂的情况，还需要心血管 CT，或者造影检查等作为辅助，其中心血管 CT 还可以进行三维重建，更加直观地显示心血管的畸形状态，结合当下比较时髦的 3D 打印技术，也可以帮助家属认识到孩子的心脏病变。

Q: 小儿先天性心脏病伴发热应注意什么？

小儿先天性心脏病出现发热，一定要及时到医院就诊，及时采取有效的治疗。

患有先天性心脏病的孩子体质往往不如正常的宝宝，营养吸收较差，抵抗细菌、病毒感染能力差，容易发热，并且往往病情进展迅速，影响心肺功能，表现为持续发热、剧烈咳嗽、气促、喘憋、精神差等，如果家长发现以上情况，一定要予以足够重视，立即带孩子到儿科或相关科室就诊，同时带上以往的先天性心脏病检查资料并告知接诊医生孩子的情况，听从医生的建议，切不可在家自行服用退热药，延误最佳治疗时间。

第四节

先天性心脏病的治疗

Q: 先天性心脏病暂时不治疗，会越来越重吗？

很多先天性心脏病被发现后是可以暂时观察，不进行手术治疗的，这取决于先心病畸形的分类和对人体的影响。比如较小的房间隔缺损（直径＜4 mm），且患者没有症状、没有肺动脉高压，可以严密观察，定期复查，必要时再由医生决定是否需要干预，甚至有些人终身无须手术治疗。不过，对于有些严重、复杂畸形的先心病，很早时期就会引起心力衰竭，影响心肌收缩力，导致肺动脉高压，并且症状会随着时间延长而加重，此类情况就需要及时治疗，否则就会越来越重。因此，先心病是可以暂时观察还是及时治疗是由病理与解剖分型所决定的。

Q: 先天性心脏病能自愈吗？

绝大多数先天性心脏病不能自愈。一小部分简单先天性心脏病，如室间隔缺损、房间隔缺损、卵圆孔未闭及动脉导管未闭，当缺损很小，一般直径＜5 mm 时，在孩子 2 岁以前，确实存在着慢慢自愈封闭的可能性。但除此以外的绝大多数先天性心脏病，任何的药物、食物，都不能使这种器质性的畸形自我修复，都必须通过手术矫治或者介入封堵来纠正心血管的畸形连接和异常的通道。而且，需要注意的是，不同的先天性心脏病的最佳治疗时机并不相同。像室间隔完整的大动脉转位、完全性肺静脉移位引流等复杂严重的先天性心脏病，需要在孩子出生后尽快手术治疗，千万不要为了等待根本不存在的"自愈"可能而白白失去最佳的手术时机，导致孩子夭折。即便是可以等到孩子学龄前去行矫治手术的先天性心脏病，也需要每年规律地去心外科专科就诊复查，由专业的心外科医生来帮助判断决定孩子的最佳治疗时机。

Q: 失去了手术的机会，应该怎么办呢？

先天性心脏病患者是否具有手术的机会，有一个很重要的"分水岭"状态，叫作"艾森曼格综合征"。通俗来讲，就是原本是"左向右"分流的先天性心脏病状态，一旦变成了"右向左"分流，就失去了手术的机会。在这种情况下，治疗方式就变成以缓解症状为主的姑息治疗了。主要是通过吸氧和用药去降低肺动脉压，改善身体缺氧的状态，减轻心脏和肺部的负担。同时针对血液的化验检查指标，进行相应的处理，比如降低红细胞过多的状态，降低血栓形成的风险等。当然，这里所说的手术机会，一般是指针对先天性心脏病的心脏畸形的矫治。对于常规手术无法处理的先天性心脏病，在恰当的时机，进行心脏移植或心肺联合移植，也是一种可能的治疗方式。

Q: 先天性心脏病要尽早手术吗？

先天性心脏病是否需要尽早手术，不可一概而论，首先需要明确先天性心脏病的类型，其次需要明确疾病严重程度。有些单纯的先天性心脏病，如房间隔缺损或室间隔缺损，当缺损直径<5 mm时，在孩子2岁前是可能自行愈合的，或者是单纯的卵圆孔未闭也可以长期观察，不需要尽早手术。而有些复杂的先天性心脏病，如法洛四联症、大动脉转位、完全性肺静脉异位引流等，或者虽然是单纯缺损如动脉导管未闭，但缺损非常大，会导致孩子缺氧、心衰等，这时就要尽早手术。当家长发现孩子可能患有先天性心脏病时，应立即带孩子去正规的儿童医院或者心血管专科医院，在医生的指导下明确诊断并确定最佳的治疗方案。

先天性心脏病的类型很多，严重程度不同，有些轻微的可以动态观察甚至不需要治疗，而有些严重的需要尽早手术。希望所有患有先天性心脏病的孩子都可以早发现、早确诊，在合适的时间得到适合的治疗。

Q: 先天性心脏病患者手术后与正常人一样吗?

目前我国先天性心脏病的治疗水平很高，多数患有先天性心脏病的孩子通过有效的治疗可以在术后和正常人一样学习和生活。

简单的先天性心脏病，如比较轻微的房间隔缺损、动脉导管未闭、室间隔缺损等，当选择合适的时机进行手术后，可以完全恢复心脏的正常结构和功能，孩子是可以和正常人一样生长、生活，以及未来结婚生子的，寿命也和正常人无差别。但是如果是复杂的先天性心脏病，病情严重，在手术前孩子的心脏和肺部功能已经受到影响，或者是一次手术不能完全矫正异常的心血管结构，存在严重的后遗症，那么手术后孩子很难和正常人一样，可能会发育迟缓，可能需要再次手术，可能会影响生活质量和寿命。

Q: 哪些先天性心脏病不需要治疗？

先天性心脏病是心脏在胚胎发育期间出现异常，导致心脏的结构异常的一类疾病。如果仅仅是心脏结构异常和心脏内血流动力学异常，并没有导致心脏功能和循环功能异常的情况下，是不需要手术治疗的。如无症状的卵圆孔未闭，分流量较小的房间隔缺损、室间隔缺损、肺静脉异位引流，反流量不大的瓣膜异常，镜像右位心等。但这并不意味这些患者没有潜在的风险，如卵圆孔未闭导致的脑梗，房间隔、室间隔缺损易患心内膜炎，瓣膜反流逐渐加重等。如果合并上述情况，就需要积极外科手术治疗。

Q: 哪些先天性心脏病不能治好？

先天性心脏病的外科治疗分为结构性矫治和功能性矫治。绝大部分简单性先天性心脏病是可以实现结构性矫治的，这种患者的手术效果是最好的。但简单性心脏病没有及时治疗，导致肺动脉高压后，也会失去治疗时机。部分复杂性先天性心脏病，合并心房或心室发育障碍、肺血管发育障碍，只能先通过功能性矫治手术缓解症状，这其中小部分患者通过功能性矫治后，心腔发育和肺血管发育情况得到好转，可以再次接受手术，完成结构性矫治，预后会较好；大部分没有结构性矫治的机会，预后会比较差。每个先天性心脏病的患者都是不一样的，即使是相同的疾病，心脏情况也是不一样的，需要根据每个患者制定治疗策略。

Q: 哪些患者可不施手术？

先天性心脏病有很多种不同的类型，有一些类型是可能自行愈合的。例如动脉导管未闭，动脉导管是孩子未出生在母亲体内正常的血流通道，大部分孩子出生后随着肺部发育，1 岁之前动脉导管会自行闭合，超过 1 岁自行闭合可能性较低，绝大多数可通过手术治愈。有一部分房间隔缺损和室间隔缺损，也有自行愈合的可能，取决于缺损的具体位置和缺损大小，直径＜ 5 mm 的房间隔缺损或者室间隔缺损，是有可能在 2 岁以内自行愈合的。另外还有一种先天性心脏病叫卵圆孔未闭，孩子 1 岁半以前卵圆孔可能会自行闭合，即使没有自行闭合，有些很小的缺损，对孩子的心肺功能影响较小，也可以长期观察不需要手术。

家长需要带孩子去正规的儿童医院或者心血管专科医院，由专业的心内科或者心外科医生根据孩子的先天性心脏病类型和程度，判断有无自行愈合的可能，并制定最佳的复查计划或者治疗方案。

Q: 先天性心脏病手术后是否需要继续服药或看医生？

先天性心脏病术后是否需要继续服药，应根据具体病情来判断。部分较轻微的简单先天性心脏病，在进行修补手术以后是无须服药的。如果手术后仍有较严重未矫治的心脏和肺血管问题，那么术后需要较长时间服用增加心肌收缩、促进排尿、降低肺动脉压等药物。如果孩子心脏植入了人工瓣膜或者进行了心脏移植等，那么术后是需要坚持服用预防血栓形成或者预防机体对植入器官排斥药物的。

不是所有的心脏手术后都需要服药，但是所有接受过手术治疗的先天性心脏病孩子，手术后均需要定期看医生，一般建议在手术所在医院复查，如果条件不允许也可以选择在具备先天性心脏病治疗条件的医院复查，由专业的心内科或者心外科医生判断孩子是否需要服用药物，并定期进行一些检查，比如心电图、心脏超声等，以便尽早发现孩子的病情进展或者心脏和肺部功能的异常。有时候孩子可能没有明确的不舒服，但是心脏的结构已经发生了难以逆转的变化，定期看医生尽早制定最佳的治疗方案，避免错过最佳的治疗时机。

Q: 得了先天性心脏病怎么治疗？

诊断患有先天性心脏病的孩子，先要注意一般治疗，主要是注意休息、减少剧烈活动，避免增加心脏负荷。除此之外，如果孩子因为先心病引起心衰或者肺动脉高压等，可以用药物来缓解症状，为后续治疗争取时间和机会。少部分的先天性心脏病无须治疗，可以观察随诊。大部分先天性心脏病可以通过外科手术或介入治疗，但是手术时机和方式需要结合孩子的心脏畸形、疾病进展及临床表现来综合判断。

Q: 先天性心脏病有哪些手术治疗方式？

手术治疗是先天性心脏病的主要治疗方法。手术有传统开胸手术和介入手术两种。传统的开胸手术治疗效果确切，但创伤相对大，术后恢复时间长；介入手术创伤小，也美观，但是存在严格的手术指征。具体手术方式还要根据先天性心脏病的具体情况决定。

Q: 先天性心脏病有哪些一般治疗措施？

诊断患有先天性心脏病的孩子，先要注意一般治疗，主要是注意休息、减少剧烈活动，避免增加心脏负荷。除此之外，如果孩子因为先心病引起心衰或者肺动脉高压等，可以吸氧、服用药物来缓解症状，为后续治疗争取时间和机会。

Q: 先天性心脏病可以用药物治疗吗？

对于多数先天性心脏病来说，药物无法达到治愈疾病的效果，仅能在一些特定情况下帮助延缓疾病进展、缓解症状、控制并发症。

若先天性心脏病患者出现心力衰竭，可通过洋地黄类药物、利尿剂等进行抗心衰的治疗；一些类型的先天性心脏病会继发肺动脉高压，这时可通过前列环素类药物、钙离子拮抗剂等血管扩张剂来降低肺动脉压力，增加患者的心输出量；当出现呼吸道、肺部感染等并发症时，需要及时针对感染情况使用抗生素。但这些药物治疗的目的是治疗由原发疾病所引起的并发症，控制症状，但无法矫正原始心脏的问题。另外，对于早产儿的动脉导管未闭，可通过吲哚美辛、非甾体类抗炎药物来促进动脉导管闭合，但对于足月患儿没有治疗效果。

Q: 先天性心脏病有哪些药物治疗方法?

先天性心脏病属于心脏结构的异常，药物治疗主要目的是减轻症状，对症治疗，为手术治疗争取条件和时间。若发生了心力衰竭，可以应用利尿剂如托拉塞米、呋塞米、螺内酯等，强心药物如毛花苷 C、地高辛等，合并心律失常的时候抗心律失常治疗如应用胺碘酮，若发生感染性心内膜炎需要较大剂量及长疗程的抗生素治疗，若并发其他系统症状，如腹胀，纳差，可以加用胃肠动力药物，根据病情变化对症治疗，维持身体内环境稳定，保护主要脏器功能。根本的治疗方法是早期诊断，尽早手术或者介入治疗，改善预后，提高生活质量。

Q: 先天性心脏病手术后要服多久的药?

先天性心脏病患者术后需要服用多长时间的药，取决于术前患者病情、手术过程及术后恢复情况，如果是简单的手术，而且在短期内恢复，一般连续服用 4 周药物即可停用，主要是服用利尿剂，防止心力衰竭引起的呼吸困难。如果病情较重，则除利尿剂以外还要联合强心药如地高辛治疗，改善相关病症。如果合并肺感染，应严格按照医生的要求，口服抗生素进行消炎。

Q: 先天性心脏病治疗药物会有什么不良反应?

先天性心脏病治疗常用药物包括强心药如地高辛及利尿剂等。地高辛不良反应最常见的是消化道反应，会出现恶心、呕吐、腹痛等情况，最严重的会出现地高辛中毒，包括视物模糊或黄视、绿视，中枢神经反应，如嗜睡、头痛、谵妄等。利尿剂常见的不良反应是引起水电解质紊乱，所以服用期间要定期复查电解质，发现电解质紊乱要及时调整。

Q: 先天性心脏病用药有哪些注意事项？

先天性心脏病治疗常用药物包括强心药如地高辛及利尿剂等。地高辛不良反应最常见的是消化道反应，会出现恶心、呕吐、腹痛等情况，最严重的是会出现地高辛中毒，包括视物模糊或黄视、绿视，中枢神经反应，如嗜睡、头痛、谵妄等。关于维生素 D 和钙剂，很多婴幼儿在服用上述的两种药物，地高辛与钙剂是有协同作用的，同时应用会出现地高辛中毒，因此术后如果服用了地高辛，那么维生素 D 和钙剂是不能用的。利尿剂常见的不良反应是引起水电解质紊乱，如低钾血症或高钾血症，对心脏影响较大，严重高钾血症可引起心脏骤停，所以服用期间要定期复查电解质，发现电解质紊乱及时调整。

Q: 先天性心脏病吃中药有用吗？

先天性心脏病是胚胎阶段心脏发育过程中的异常造成的，属于器质性病变。在出生后，绝大多数先天性心脏病需要手术或者介入方式进行矫治，药物无法根治。如果是由先天性心脏病所导致的肺动脉高压、心衰等情况，一些补气益血的中药可能会缓解一下症状。

Q: 中医如何治疗先天性心脏病?

先天性心脏病属于心脏发育过程中出现异常而导致的器质性疾病,绝大多数先天性心脏病需要外科手术或者介入方式进行治疗,中医无法根治。如果由先天性心脏病所导致的肺动脉高压、心衰等情况,一些补气益血的中药可能会缓解一下症状。

Q: 先天性心脏病什么时间做手术最好?

这取决于哪种先天性心脏病,以及所患的先天性心脏病对患者身体的影响程度。目前,我们根据患者的口唇是否发紫将先天性心脏病分为非发绀型先天性心脏病和发绀型先天性心脏病。常见的非发绀型先天性心脏病主要有室间隔缺损、房间隔缺损及动脉导管未闭。对于这些先心病,什么时候做手术主要看缺损的大小,它决定了疾病对患者身体的影响程度。如果是缺损比较小,一般直径< 5 mm,那么这种缺损对身体的影响在短时间内很小,并不影响孩子的正常生长发育。对于这些先心病,一般提倡在患者的学龄前(2 ~ 5 岁)行手术治疗。而如果缺损比较大,尤其是室间隔缺损和动脉导管直径超过 1 cm 时,孩子可能在出生后就出现频繁的感冒、肺炎,甚至影响孩子的正常生长发育,那就需要积极的手术矫治。

而对于像法洛四联症、大动脉转位等发绀型先天性心脏病,由于孩子出生后就会出现严重的缺氧,影响正常生长发育,甚至短时间内就会因为缺氧而夭折,所以需要在发现后积极进行手术矫治。

Q: 先天性心脏病应挂哪些科室治疗？

先天性心脏病应在心脏外科就诊行系统化的治疗。如果发现孩子哭闹后或者安静状态下口唇发紫，或者频繁出现感冒、肺炎，又或者在常规查体时发现心脏有明显的杂音，就需要考虑有先天性心脏病存在的可能，就需要到心脏专科就诊，接受系统化的评估和进一步诊断及治疗。简单的先天性心脏病可以直接行介入封堵治疗，而复杂或者不适合介入封堵的先天性心脏病则需要行微创或者常规手术矫治。对于房间隔缺损、动脉导管未闭等可以行单纯介入封堵的先天性心脏病，也可以在某些医院的心内科或介入科就诊治疗。

Q: 先天性心脏病手术失败了怎么办？

如果先天性心脏病手术后出现严重的并发症，往往会严重地影响患者的康复，甚至引起患者的死亡。而像室间隔缺损、房间隔缺损、动脉导管未闭或者法洛四联症等常见的先天性心脏病手术后，可能会出现由缺损修补处缝线切割、愈合不良等原因导致的残余缺损，遇到这种情况，应立即到心脏外科专科就诊。绝大多数情况下，这些残余缺损可以通过介入封堵的方式进行治疗。少数残余缺损较大，或者解剖学位置不适宜封堵，或者是因为修补的补片周围感染引起残余缺损，就需要再次手术行修补治疗。

如果患者接受的是介入封堵手术，在术后就可能出现封堵器移位或者感染的问题，这需要行进一步手术治疗取出移位或者感

染的封堵器，同时修补原有缺损。因此，一旦出现上述情况，应
立即到心脏外科专科就诊。

Q: 先天性心脏病手术后并发症有哪些？

先天性心脏病手术后的并发症分为术后早期并发症和远期并
发症。在先天性心脏病手术后早期可能会出现出血、残余漏、心
肺功能不全甚至衰竭、其他器官（如肝、肾）功能的衰竭、神经
系统的相关并发症（如脑梗死、脑出血）等。一旦出现上述并发
症，医生都会尽全力去积极处理。

而有些先天性心脏病，如室间隔缺损、心内膜垫缺损，在修
补手术的过程中还可能会出现完全性的房室传导阻滞，孩子就需
要在术后植入永久性的起搏器加以治疗。

很多复杂的严重先天性心脏病，如肺血管发育不良的法洛四
联症、右心室双出口、大动脉转位、单心室、左心发育不良综合
征等，手术并不能做到完全解剖学上的根治，而且往往需要两次
甚至多次手术才能达到功能学上的矫治。随着孩子的生长发育，
一期手术时使用的内外管道会面临相对变小问题，成型修复过的
瓣膜也有可能发生退化，需要再次手术加以治疗。这就需要家长
了解孩子所患疾病的基本情况和手术情况，和经治医生保持密切
联系，定期随访检查。

Q: 先天性心脏病手术致死的概率是多少？

不同先天性心脏病手术的死亡率差别很大。常见简单的先天
性心脏病，如房间隔缺损、室间隔缺损、动脉导管未闭等，目前

无论是开胸手术还是介入封堵，其手术成功率都非常高，手术死亡率接近于 0。而相对复杂的先天性心脏病，如完全性心内膜垫缺损、法洛四联症等，目前矫治手术的死亡率在 2% ～ 6%。如果是合并多种畸形的复杂先天性心脏病，手术难度则极大，死亡率可能＞ 50%。

另外，手术的死亡率除了和原发畸形的复杂程度相关以外，还和治疗的时机有密切的关系。对于常见的先天性心脏病，在孩子出现肺动脉高压之前、没有感染的情况下进行治疗，手术风险就很低。但是，如果孩子因为病情的耽搁，已经出现了严重的肺动脉高压，那手术后死亡的风险就会很高，甚至会失去手术的机会。而反复的感染、肺炎会导致孩子的自身生长发育迟缓，抵抗力降低，也大大增加了手术的风险。

然而，需要注意的是，对于绝大多数先天性心脏病，不及时进行矫治手术会影响孩子的身体甚至寿命。因此，一旦发现孩子患有先天性心脏病，应该及时到心外科专科就诊，由医生根据孩子的心脏畸形情况和整体身体状况来决定最佳的矫治时机。

Q: 先天性心脏病能治愈吗?

多数先天性心脏病可以实现治愈。不同类型的先天性心脏病，治疗方案有所不同。比如常见的房间隔缺损、室间隔缺损、动脉导管未闭，通过介入或外科手术基本可以得到根治。而比较复杂的先天性心脏病，如法洛四联症、三尖瓣闭锁、肺动脉瓣狭窄等，随着外科水平的提高，其治疗手段和效果也在不断改进和提升。

Q: 先天性心脏病一般多久能治愈?

先天性心脏病发病率现在越来越低,一般占新生儿的0.7% ～ 1%。有些先天性心脏病需要进行手术治疗,而少数患者手术指征不强,定期复查持续观察就可以。有些先天性心脏病可以通过一次手术进行根治,而有些疾病则需要分期治疗,或者多次手术完成,这需要依据先天性心脏病的不同种类而决定。

Q: 先天性心脏病的最佳治疗时机在何时?

对于不同类型和不同严重程度的先天性心脏病,最佳治疗时机是不一样的,取决于多种因素,包括先天畸形的复杂程度、患儿的年龄及体重、全身发育及营养状态等。年龄过小、体重偏低、营养状态较差,会增加手术风险;年龄过大,可能会出现心脏肥大及肺动脉高压,增加手术难度。对于严重的先天性心脏病,患儿出生后即面临重大循环障碍,危及生命,此时应在出生后根据实际情况选择立即或尽早手术,以期恢复正常的循环状态。也存在一些危害程度很小的先天性心脏病,例如一些很小的房间隔或室间隔缺损,其对患儿自身的循环、发育、生活影响极小,且有自愈可能,可定期通过心脏超声进行观察,甚至终身不需要治疗。一般认为体重 < 15 kg 的低龄患儿对手术的耐受性相对差一些,手术的危险性也大一些,因此对于明确需要手术的先天性心脏病患儿,若病变不复杂、病情不严重,可适当推迟手术治疗的时间。总而言之,先天性心脏病的最佳治疗时机应由心脏专科医生根据具体疾病类型、严重程度、患儿全身状态等因素来综合判断。

Q: 什么是先天性心脏病的介入治疗？

先天性心脏病的介入治疗是通过非开刀治疗先天性心脏病的一种方式。与传统开刀手术不同，介入治疗通过皮肤穿刺四肢的血管，在 X 线或超声的引导下将导丝经外周血管输送到病变位置，并进行治疗，避免了开胸、开刀等操作，很大程度上减轻了治疗所带来的创伤，有些治疗甚至不需要全身麻醉，在清醒状态下就可以完成。

但介入治疗并不是对所有先天性心脏病都有效。目前比较成熟的介入治疗主要有：针对房间隔缺损、室间隔缺损及动脉导管未闭的封堵，以及针对肺动脉瓣狭窄的球囊扩张术，其他类型的先天性心脏病尚没有很成熟的介入治疗方式。另外，也并非所有的上述疾病都可以通过介入的方式治疗，是否能够介入治疗还需要心脏专科医生根据具体病情特点来判断。

Q: 先天性心脏病都需要手术吗？

先天性心脏病通常无法自愈，需通过手术或介入方法才有机会根治。小的房间隔缺损或室间隔缺损（缺损口径 < 0.5 cm）通常对心脏功能及生长发育几乎没有影响，也没有临床症状，可以不必手术。而某些特殊部位的缺损，比如干下部位的室缺，由于靠近主动脉瓣和肺动脉瓣，即使 < 0.5 cm，也需要积极手术治疗。

Q: 哪些先天性心脏病不需要手术？

有一些病理改变比较轻微的先天性心脏病，终身不做手术不会产生不良后果，如分流量比较小的房间隔缺损、动脉导管未闭等，还有一些先天性心脏病，有可能在生长发育过程中自愈，也可能不需要手术，如婴幼儿期的室间隔缺损等。但一定要记住，是否需要手术应听专科医生的意见，不要因此而贻误手术时机。

Q: 先天性心脏病手术的成功率是多少？

随着医学科学技术的不断进步，手术的死亡率也在逐步下降。有研究显示，1 岁以内复杂先天性心脏病手术死亡率已经下降至 10% 左右，一些以往认为只能做姑息手术的先天性心脏病也可以获得纠治，有些简单的先心病手术安全性甚至高达 99%。手术成功率的高低，根本原因取决于先天性心脏病不同的病理与解剖分型，如果畸形越复杂那么手术风险也就越高。

Q: 先天性心脏病可以通过微创手术治疗吗？

介入治疗为近些年发展起来的一种新型治疗方法，通过选择合适的封堵材料封堵缺损部位，主要适用于动脉导管未闭、房间隔缺损及部分简单的室间隔缺损，不适用于合并复杂畸形的先天性心脏病。与外科手术相比，介入治疗适用范围较窄，价格较高，但无创伤，并发症相对较少，术后恢复快，无手术瘢痕。

Q: 先天性心脏病手术风险大吗？

先天性心脏病手术风险大小主要取决于疾病种类，简单的先天性心脏病，如室间隔缺损、房间隔缺损、动脉导管未闭等，手术风险相对较小，效果通常很好。但如果为复杂先天性心脏病，如完全大动脉转位、完全房室间隔缺损、主动脉弓中断、主动脉缩窄，大多要求早期手术，甚至新生儿期行手术治疗，手术风险相对较大。另外围术期合并其肺炎、心衰等并发症也增加手术风险。

Q: 先天性心脏病手术后和正常人一样吗?

先天性心脏病的外科治疗分为结构性矫治和功能性矫治。绝大部分简单性先天性心脏病是可以实现结构性矫治的，这种患者的手术效果是最好的。术后同正常人是一样的。但简单性心脏病没有及时治疗，导致肺动脉高压后，也会失去治疗时机。部分复杂性先天性心脏病，合并心房或心室发育障碍、肺血管发育障碍，只能先通过功能性矫治手术缓解症状，这其中小部分患者通过功能性矫治后，心腔发育和肺血管发育情况得到好转，可以再次接受手术，完成结构性矫治，预后会较好；大部分没有结构性矫治的机会，预后会比较差。每个先天性心脏病的患者都是不一样的，即使是相同的疾病，心脏情况也是不一样的，需要根据每个患者手术情况预测手术后效果。

Q: 哪些先天性心脏病不能吸氧?

吸氧可以促进动脉导管的闭合，有些发绀型先天性心脏病如室间隔完整的大动脉转位，肺动脉闭锁，左心发育不良综合征等，患儿存活需要动脉导管的存在，这种情况下吸氧后动脉导管闭合会使患儿缺氧加重，病情恶化。

Q: 先天性心脏病平时如何康复锻炼？

患者术后应该保证合理膳食，摄入优质蛋白质，避免油脂含量过大和含盐量较高的饮食，注意保证微量元素和维生素的摄入，维持机体电解质平衡。饮水方面要适量，避免短时间大量饮水或输液，加重心脏负担，诱发心衰。鼓励患者早期活动，告知如何正确咳嗽、排痰，避免围术期肺部感染。如果活动后出现胸闷、气促，甚至心悸、失眠，则考虑活动量过大，应适当减量，必要时前往医院就诊咨询。

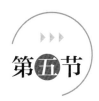

第五节

先天性心脏病对生活的影响

Q: 什么情况容易诱发先天性心脏病病情加重？

首先，个别先心病患者本身因病缺氧，再因各种原因导致贫血则更容易加重病情，长久以往可能会导致患者发育迟缓，加重先天性心脏病对患者的影响。

其次，很多患者因肺部感染，导致肺循环阻力增加，氧气交换障碍，引起左心血液回流减少而血压降低，同时缺氧加重，危及生命。

再次，由于运动量过大或其他原因导致反复的缺氧容易加重心力衰竭，并在此基础上加重呼吸衰竭，造成患儿病危乃至死亡。

最后，不论是外科手术还是诸如拔牙等操作，可能引起患者一过性细菌入血，而先天性心脏病存在解剖结构异常，容易发生感染性心内膜炎，甚至引起瓣膜受累，加重病情。

Q: 先天性心脏病患者日常生活中应该注意什么？

患有先天性心脏病的孩子是一个非常脆弱的群体，而且这部分孩子数量并不少，作为孩子家长一定要重视对孩子的日常照顾，平时生活中需要注意以下几件事情。

1.尽量避免生病，在家里每天打开窗户通风换气，让孩子多多呼吸新鲜空气，要注意气候变化，并少去人多的公共场所，注意卫生，勤洗手。剧烈咳嗽、频繁拉肚子等都很有可能对患有先天性心脏病的孩子造成生命威胁，因此一定要注意预防和及时治疗。

2.作息方面，注意休息，避免身体疲劳，平时要养成规律生活的习惯，尤其不能经常熬夜。

3.饮食方面，要少量多餐，绝对不要暴饮暴食，不要喝太多水，避免增加心脏负担，少吃高热量、高脂肪、高盐的食物，尽量以鱼类、蛋类、瘦肉、蔬菜、水果等食物为主。

4.适量运动，由于孩子心脏没有完全发育好，要避免剧烈运动引起的缺氧，避免过重的心脏负担，可以做一些比较舒缓的、持续时间不长的运动，包括散步、慢走及日常学校活动等。

5.心理方面，在日常生活中尽量注意保持孩子心情的愉悦，剧烈情绪波动对心脏的影响很大，要减少大哭大闹、情绪激动、烦躁等情况，也要和孩子多交流，多给予鼓励，减少孩子因患有疾病的自卑、焦虑、恐惧心理。

6.定期复诊，所有患有先天性心脏病的孩子，无论是否进行手术，均需要定期看医生，由具备先天性心脏病治疗条件的医院医生判断孩子是否需要平时吸氧，是否需要服用一些药物，并进行一些检查，制定最佳的治疗方案。

Q: 得了先天性心脏病日常生活中需要注意什么？

1.运动适量。运动要适度，运动量过大可能会诱发缺氧甚至心衰；基本的运动量一定程度增强了患者的免疫力和抵抗力。

2. 饮食合理，既要保证饮食富含维生素、优质蛋白质，也要避免一次性过多摄入，也包括水分在内。

3. 控制好情绪，保证积极乐观的心态，避免过于兴奋、悲伤和焦虑。

4. 保证大便通畅。

5. 日常生活避免过度用力，避免劳累。

Q: 先天性心脏病不可以做什么？

可以导致心脏功能和循环状态异常的先天性心脏病患者，在日常生活中需要注意两点。第一，如果患者的心功能异常，不能短时间内大量饮水，不能从事重体力劳动和高强度运动，随着心功能进一步恶化，需要通过药物进行调整。第二，存在循环状态异常和缺氧情况的患者，除了不能进行高强度运动外，尽量不要去高海拔地区旅游，不要进行潜水运动等容易导致缺氧的运动。心脏功能和循环状态正常或轻度受损的患者，不会影响正常的生活状态，但如果出现细菌性炎症，如牙龈炎、外伤后感染等要积极抗感染治疗。

Q: 先天性心脏病会遗传吗？

先天性心脏病的病因尚不完全明确，可能为遗传及环境因素共同参与。由遗传因素造成的先心病可能会遗传给下一代；而由妊娠期宫内病毒感染、服用药物、代谢异常等原因所致的先心病，通常不会遗传。部分先天性心脏病是由于染色体异常突变所造成的，如在 21- 三体综合征（即"唐氏综合征"）患儿中，心内膜垫缺损的发病率要高于一般人群。某些和心脏发育有关的基因突变，如 *NKX2.5*、*GATA4*、*TBX5*、*HEY2*、*HAND1*、*NFACT1* 的基因突变，可能会导致胚胎发育过程中心脏发育异常。而在某些家族家系中，也确实有先天性心脏病多发的情况。但需要指出的是，先天性心脏病的发生通常是遗传因素和环境因素共同作用的结果，单一的基因突变并不会一定导致先天性心脏病的出现。即便是染色体畸变，也往往是和环境因素相关。因此，绝大多数的先天性心脏病不会必然遗传给子女。但因为部分先天性心脏病有遗传基础，因此推荐所有成人先心病患者进行遗传咨询，基因异常对患者的自我管理及对计划生育都很重要。

Q: 哪些先天性心脏病会遗传？

所有先天性心脏病都是有遗传倾向的。临床工作中遇到的病例绝大部分是散发病例，没有明显的家系（家族遗传）特点，基因检查也没有发现异常的基因片段；但有个别家系（家族遗传）出现明显的遗传特点。我们针对这些家系进行了研究，发现他们有共同的遗传基因缺陷。携带这些基因缺陷的人，一小部分出现了先天性心脏病，大部分没有出现心脏异常。我们将这样的基因转移到了实验小鼠身上，也发现和人类相似的情况。

先天性心脏病的发生有可能是基因缺陷造成的，但更多是后天因素造成的，在胚胎发育的关键期，孕妇使用了某些药物，抽烟喝酒，某些病原菌导致孕妇的感染，接触了放射性环境（长期飞行），都有可能造成基因突变或者胚胎发育所依赖的母体内的环境改变，从而造成先天性心脏病的发生。

也就是说，父母一方或者双方有先天性心脏病，并且证实有基因缺陷，所生出的孩子有一定比例发生先天性心脏病；父母一方或者双方有先天性心脏病，且证实没有基因缺陷，或者父母均没有先天性心脏病，胚胎早期发育过程中母体出现上述情况，生出的孩子也有极小的可能发生先天性心脏病。

Q: 先天性心脏病患者能生孩子吗？

先天性心脏病是指心脏及大血管在胎儿时期发育异常所引起的心血管结构畸形，继而导致出生时即存在的一类疾病。先天性心脏病是多种疾病的统称，不同疾病的问题部位、严重程度及对人体的危害也不尽相同，因此对于能否怀孕及分娩的问题不能一概而论。

具体来说，怀孕及分娩的过程中，母亲体内的一系列变化会使心脏的负担增加；当所患的先天性心脏病尚没有对心脏功能及血流动力学造成很大影响时，心脏有能力承担因怀孕、分娩所增加的负荷，这样的患者是可以生孩子的；但对于严重的先天性心脏病，这一过程会使患者出现严重的循环障碍，母亲及婴儿均会面临极大的风险，这类患者则应该先解决心脏问题，再进行怀孕与分娩。对于在孕期发现的先天性心脏病，医生会根据其严重程度和全身情况给出继续或终止怀孕的建议。

Q: 得了先天性心脏病可以运动吗？

先天性心脏病患者是否能够进行运动，需要根据疾病严重程度、潜在风险、患者自身的体能素质来决定。研究证明一些体育活动有助于身心健康和社会交往，可改善先天性心脏病预后。需注意的是，在向先天性心脏病患者推荐运动之前，应先进行活动耐量评估，避免无训练基础者突然开始剧烈运动。大多数先天性心脏病患者可以安全地从事定期、适度的体力活动。少数情况应当避免体力劳动，如合并左心室流出道梗阻、肺动脉高压或严重心律失常。

Q: 先天性心脏病手术后多久能活动？

患者术后脱机拔管后就可以开始基本的肢体伸展运动，保证肢体肌肉收缩舒张。鼓励患者术后多坐，开始的时候可以将床头摇高，维持在 60° 左右，如果患者无乏力、头晕、心悸等情况，可以自主坐起，甚至家属可以借助背倚支持患者。在保证引流管不会脱出的前提下，可以鼓励患者练习双脚踩地，在无不适的前提下可以站立在床边。上述活动均可在患者转入普通病房后开始，在术后 2 ～ 3 天。

随着力量的恢复，可以鼓励患者进一步在室内和走廊运动，可以自理洗漱及日常其他活动。

Q: 先天性心脏病患者如何确定运动强度？

首先先天性心脏病种类很多，不同种类疾病严重程度不同，要求同样不同，建议首先前往正规医院就诊征询医生建议后确认。其次，对于大多数非发绀型先天性心脏病患者，可以选择小运动量开始，以没有胸闷、心悸和喘憋为前提，可选择的运动包括慢走、快走甚至是慢跑。不过对于一些发绀型先心病患者，活动后可能会加重发绀，有些人可能主动选择停止运动，此时建议减少运动量，以不出现感觉不适为主，必要时应吸氧休息。

Q: 先天性心脏病患者饮食上需要注意什么？

先天性心脏病患者应注意合理膳食，保证营养均衡，适当进食蔬菜、水果、蛋类、瘦肉、牛奶，补充蛋白质、维生素及矿物质，增强机体免疫力及抵抗力；避免进食过多刺激性强的食物，如辛辣、生冷食物等；如果出现心力衰竭或严重水肿，应限制盐分和水分的摄入量。

Q: 先天性心脏病是否可以预防？

先天性心脏病的发生没有明确的病因。临床工作中遇到的病例绝大部分是散发病例，没有明显的家系（家族遗传）特点，基因检查也没有发现异常的基因片段；但有个别家系（家族遗传）出现明显的遗传特点。我们针对这些家系进行了研究，发现他们有共同的遗传基因缺陷。携带这些基因缺陷的人，一小部分出现了先天性心脏病，大部分没有出现心脏异常。先天性心脏病的发生有可能是基因缺陷造成的，但更多是后天因素造成的，在胚胎发育的关键期，孕妇使用了某些药物，抽烟喝酒，某些病原菌导致孕妇的感染，接触了放射性环境（长期飞行），都有可能造成基因突变或者胚胎发育所依赖的母体内的环境改变，从而造成先天性心脏病的发生。

知道了这些情况，尽量不要近亲结婚，男女双方可以做好备孕工作，怀孕前尽量戒烟戒酒，治疗生殖道感染性疾病，早孕阶段母体避免暴露在放射性环境，避免病原微生物导致的感染，避免使用各种可能致畸的药物。

Q: 患先天性心脏病能打预防针吗?

绝大多数患有先天性心脏病的孩子，表现为心脏大血管部分结构异常，但是有可能对心功能影响不大，或者是进行矫正手术已 3 个月以上，心功能已基本恢复正常，这时可以打预防针，一般不会加重病情，也不会影响心脏功能。但是对于一些患有复杂先天性心脏病、病情严重的孩子，或者心脏移植后需要长期服用免疫抑制剂的孩子，接种疫苗会引起发热、腹泻等，容易引发感染，加重心脏负担。

对于患有不同类型的、病情严重程度不同的先天性心脏病孩子，需要咨询专业的心内科或心外科医生，根据孩子当时的心肺功能评估能否打预防针，不可一概而论。

Q: 先天性心脏病手术后多久复查一次?

对于某些类型先天性心脏病根治手术（比如房缺或者室缺等），术后患者达到了解剖或生理矫治，通常半年甚至一年复查一次超声心动图即可，观察畸形矫治是否满意，有无其他情况，门诊定期随访。一些需要进行二期或者三期手术的患者，术后则应依据医生建议定期复查，观察指标是否达到可以进行二期或者三期手术标准。

▶▶▶ 第八章

心脏瓣膜病

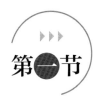

第一节

浅谈心脏瓣膜病

Q: 什么是心脏瓣膜病?

心脏可以被比作是一套房子,每个房室就是各个房间,瓣膜就是房间的门,起到单向阀门的作用,保证血流单向运动。心脏瓣膜病是指由于先天性发育异常或其他各种病变(炎症、退行性改变、缺血性坏死、创伤、结缔组织病等)引起心脏瓣膜及其附属结构发生结构或功能上的异常,造成瓣口狭窄和(或)关闭不全所致的心脏疾病。

Q: 心脏瓣膜病的常见病因有哪些?

任何导致心脏瓣膜结构发生损害的疾病都可以引起心脏瓣膜病。在我国以风湿性心脏病最为常见,即风湿性炎症过程导致的心脏瓣膜损害。另外,心脏瓣膜病的其他病因还包括:随着年龄的增长,心脏瓣膜组织发生退行性改变,出现钙化、增厚,从而导致瓣膜功能异常,引起退行性心脏瓣膜病;某些细菌感染引起瓣膜破坏,甚至导致瓣膜上的赘生物形成,即为感染性心内膜炎;还有一些先天发育的异常,例如主动脉瓣应该有三个瓣叶,有些患者的主动脉瓣先天发育为两个瓣叶,即为二瓣化畸形,可引起瓣膜功能的异常。

Q: 心脏瓣膜病常见吗？

我国心脏瓣膜病的患病率为 3.8%，因此心脏瓣膜病发病并不少见。

Q: 怎么尽早发现自己得了心脏瓣膜病？

患者主要通过查体闻及心脏杂音和检查发现瓣膜或心脏结构改变从而发现心脏瓣膜病。因此，患者平时应注意定期体检，进行心脏查体，并定期检查超声心动图。检查心电图、胸片也对心脏瓣膜病有一定提示意义。

Q: 查体有杂音就是心脏瓣膜病吗？

查体有杂音不一定是心脏瓣膜病。一般来说，心脏杂音可分为生理性和病理性两类。所谓生理性，即无害性杂音，它的出现并不一定提示心脏瓣膜本身有病变，而是心肌收缩力增强，血流速度增快的结果。这类杂音多见于正常人，也可见于发热、贫血、情绪激动、运动后及甲状腺功能亢进的患者。这类杂音本人多数没有任何感觉，也无须治疗。

二尖瓣狭窄

Q: 二尖瓣狭窄的主要病因是什么？

二尖瓣狭窄最常见的病因是风湿热，即风湿性炎症所导致的瓣膜损害。风湿性心脏病中，25% 的患者为单纯二尖瓣狭窄，40% 的患者为二尖瓣狭窄伴有二尖瓣关闭不全。

Q: 如何根据二尖瓣瓣口面积区分二尖瓣狭窄的严重程度？

正常成人二尖瓣瓣口的面积为 $4 \sim 6 \ cm^2$。对于二尖瓣狭窄的患者，瓣口面积 $1.5 \sim 2 \ cm^2$，为轻度狭窄；瓣口面积 $1 \sim 1.5 \ cm^2$，为中度狭窄；瓣口面积 $< 1.0 \ cm^2$，为重度狭窄。

Q: 二尖瓣狭窄有哪些症状？

二尖瓣狭窄早期可数年没有症状，二尖瓣狭窄呈逐年发展，随之出现临床症状。最初可表现为活动时呼吸困难，晚期静息状态下也出现呼吸困难，并且在感染、运动、妊娠、输液过多的情况下，症状可加重。其他的临床表现包括咳嗽、咯血等症状。

Q: 如何诊断二尖瓣狭窄？

查体心尖区可闻及舒张期隆隆样杂音，X线或心电图检查显示左房扩大，超声心动图检查显示瓣膜及心腔结构的特征性改变，即可确诊。

Q: 二尖瓣狭窄有哪些并发症？

二尖瓣狭窄最常见的并发症是房颤，其他的并发症还包括急性肺水肿、血栓栓塞、右心衰、感染性心内膜炎等。

Q: 二尖瓣狭窄患者如何治疗？

轻度二尖瓣狭窄无症状，无须特殊治疗。有风湿活动者应给予抗感染治疗，预防风湿复发。有心力衰竭的患者，利用利尿剂减少循环血容量，利用硝酸酯类药物扩张血管。对于合并房颤者，可利用药物控制心室率，必要时，可以使用药物或电来进行复律。对于合并房颤、左房血栓、既往有血栓栓塞病史者，如无禁忌证，需进行长期抗凝治疗，以免发生血栓栓塞症。中、重度的二尖瓣狭窄患者症状进行性加重，应当考虑应用介入或手术方法扩大瓣口面积、减轻狭窄。根据患者的情况选择经皮球囊二尖瓣成形术、人工瓣膜置换术。

第三节

二尖瓣关闭不全

Q: 二尖瓣关闭不全的诊断需要哪些检查?

查体心尖区可闻及收缩期吹风样杂音，超声心动图检查在收缩期左心房可发现反流血流束。通常查体加上超声心动图检查可做诊断。

Q: 二尖瓣关闭不全的病因有哪些?

二尖瓣由瓣叶、瓣环、腱索和乳头肌等部分组成，其中任何一个或多个部分发生结构异常或功能失调均可导致二尖瓣关闭不全。风湿性病变、感染性心内膜炎、二尖瓣原发性黏液性变性、遗传性结缔组织病引起的二尖瓣脱垂、肥厚梗阻性心肌病、先天性心脏病；任何引起左心室扩大、二尖瓣环退行性变和钙化的疾病；先天性或获得性的腱索病变；乳头肌功能失调均可导致二尖瓣关闭不全。

Q: 二尖瓣关闭不全的临床症状有哪些?

二尖瓣轻度关闭不全无明显不适。中、重度二尖瓣关闭不全的典型症状是左心衰和右心衰的表现，即劳力性呼吸困难、夜间阵发性呼吸困难、肝脏淤血肿大、腹腔积液、腹胀等。急性二尖瓣关闭不全可迅速出现肺淤血及急性肺水肿症状。慢性二尖瓣关闭不全代偿期较长，出现症状较晚，然而一旦出现心力衰竭，疾病进展迅速；常见症状有劳力性呼吸困难、疲乏无力、活动耐力下降等，晚期可出现右心衰。儿童对二尖瓣关闭不全耐受性强，二尖瓣轻至中度关闭不全可长期无症状。

Q: 二尖瓣关闭不全的并发症有哪些？

二尖瓣反流关闭不全的并发症主要为心房颤动、感染性心内膜炎、栓塞和急性心力衰竭。急性二尖瓣关闭不全患者可因大量血流突然反流至左房内短时间内出现急性左心衰竭、急性肺水肿，预后较差。慢性二尖瓣关闭不全患者可于晚期出现心房颤动及感染性心内膜炎和心力衰竭。

Q: 二尖瓣关闭不全如何治疗？

二尖瓣关闭不全的治疗包括一般治疗、内科治疗和外科治疗。

1. 一般治疗：避免过度体力活动，限制钠盐摄入，预防感染。

2. 内科治疗：应用利尿剂、血管扩张剂等。慢性二尖瓣关闭不全患者可加用血管紧张素转化酶抑制剂；急性者可用硝普钠，或硝酸甘油，或酚妥拉明静脉滴注。晚期患者可应用抗凝药物预防血栓栓塞。

3. 外科治疗：主要针对所有急性二尖瓣关闭不全患者和合并心功能不全、心脏扩大的慢性二尖瓣关闭不全患者。

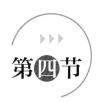

第四节

主动脉瓣狭窄

Q: 主动脉瓣狭窄的病因有哪些?

主动脉瓣狭窄最常见的病因是风湿性主动脉瓣狭窄、先天性主动脉瓣畸形和老年性主动脉瓣钙化,我国主要是风湿性主动脉瓣狭窄,主要是风湿性炎症导致的瓣膜交界处粘连融合、瓣叶纤维化、僵硬、钙化和挛缩畸形,造成瓣口狭窄。风湿性主动脉瓣狭窄多与主动脉瓣关闭不全和二尖瓣病变同时存在。

Q: 主动脉瓣狭窄有哪些症状?

主动脉瓣狭窄初期可没有症状。随着疾病进展,患者可出现典型的劳力性呼吸困难、心绞痛和晕厥三联征。

1. 呼吸困难:疾病早期患者可以出现疲乏、无力和头晕;到了疾病晚期,肺淤血可以引起劳力性呼吸困难、夜间阵发性呼吸困难和端坐呼吸,甚至出现急性肺水肿。

2. 心绞痛:心绞痛可能是重症主动脉瓣狭窄患者最早出现的症状,常由运动诱发,休息后可缓解。

3. 晕厥或眩晕:部分患者在直立、运动中、运动后即刻或身体向前弯曲时会出现晕厥。也有少数患者在休息的时候出现晕厥。此外，在主动脉瓣狭窄晚期，患者可能会出现疲惫、虚弱等心输出量降低的各种表现。

Q: 诊断主动脉瓣狭窄需要做哪些检查？

超声心动图是诊断主动脉瓣狭窄的首选检查，不仅可以明确诊断，还可以定量检测主动脉瓣狭窄的程度。胸片或 X 线片可以显示心脏瓣膜钙化程度；中、重度狭窄时心脏结构发生改变，左心室向左下扩大，左心房轻度增大，升主动脉根部扩张；晚期可以看到肺淤血征象。此外，胸 CT 和心导管检查也可用诊断主动脉瓣狭窄。

Q: 主动脉瓣狭窄需要和什么疾病鉴别？

主动脉瓣狭窄主要根据典型的心脏杂音和超声心动图进行诊断。因此需要与先天性主动脉瓣上 / 瓣下狭窄、肥厚梗阻性心肌病等左室流出道梗阻疾病进行鉴别。此外，还需要和主动脉扩张、二尖瓣关闭不全、三尖瓣关闭不全等可以产生杂音的疾病进行鉴别。

Q: 主动脉瓣狭窄的并发症有哪些？

主动脉瓣狭窄并发症有心律失常。部分患者可以出现房颤；主动脉瓣钙化侵及传导系统可以出现房室传导阻滞；左室肥厚、心内膜下心肌缺血、冠状动脉栓塞可导致室性心律失常，危及生命。此外还可能出现猝死、感染性心内膜炎、体循环栓塞、心衰、消化道出血。

Q: 主动脉瓣狭窄的治疗方法有哪些?

主动脉瓣狭窄患者的治疗可以分为一般治疗、药物治疗、介入治疗和外科手术治疗。

1. 一般治疗:患者应避免过度的体力劳动和剧烈运动,定期检查,进行评估。

2. 药物治疗:主动脉瓣狭窄没有特异性的药物,治疗以对症为主。

3. 介入治疗:不能耐受手术的患者可以考虑经导管主动脉瓣植入术。经皮球囊主动脉瓣成形术则用于治疗单纯先天性非钙化性主动脉瓣狭窄的婴儿及青少年患者。

4. 外科手术治疗:人工瓣膜置换术是治疗成人主动脉瓣狭窄的主要方法,术中用人工瓣膜代替切除的病变瓣膜。

第五节

主动脉瓣关闭不全

Q: 主动脉瓣关闭不全有哪些症状?

主动脉瓣关闭不全的患者早期可许多年没有症状,随着主动脉瓣反流逐渐加重,出现左心室扩张,逐渐出现症状,包括:①呼吸困难:患者最早可出现活动后呼吸困难,随着病情逐渐加重可出现夜间不能平卧,需要坐起才可缓解,并逐渐进展为坐位也出现呼吸困难。②胸痛:大量的主动脉瓣反流可造成舒张期冠脉灌注不足,引起心绞痛样症状。③心悸:主动脉瓣关闭不全的患者可出现左室明显扩大,引起心尖冲动增强,导致心悸。④头晕、晕厥:主动脉瓣关闭不全患者较少出现晕厥,但当快速改变体位时,可出现头晕或眩晕症状,甚至晕厥。

Q: 如何诊断主动脉瓣关闭不全?

主动脉瓣关闭不全主要通过典型体征和超声心动图诊断。典型体征包括典型心脏杂音和周围血管征。患者于胸骨左缘第3～4肋间或主动脉瓣听诊区可闻及舒张早中期叹息样杂音,向心尖传导;关闭不全明显者可出现周围血管征,包括收缩压升高、舒张压下降、脉压增宽、水冲脉、毛细血管搏动征和股动脉枪击音等。超声心动图可见左心室扩大、主动脉瓣叶在舒张期不能完全闭合、瓣叶结构改变和舒张期主动脉血流经主动脉瓣反流至左心室。

Q: 主动脉瓣关闭不全如何治疗？

主动脉瓣关闭不全的治疗包括一般治疗、内科治疗和外科治疗。

1. 一般治疗：避免过度体力活动和限制钠盐摄入。

2. 内科治疗：使用洋地黄类药物、利尿剂、血管扩张剂，特别是血管紧张素转化酶抑制剂，有助于防止心功能恶化。应积极预防和治疗心律失常和感染。梅毒性主动脉炎应给予全疗程的青霉素治疗，风湿性心脏病应积极预防链球菌感染与风湿活动及感染性心内膜炎。

3. 外科治疗：针对有症状或无症状但已经出现心脏扩大、心功能不全的重度主动脉瓣关闭不全患者。

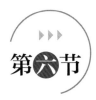

三尖瓣关闭不全

Q: 三尖瓣关闭不全严重吗?

轻度的三尖瓣关闭不全一般不会对心脏功能和全身静脉血回流产生较大影响。但中、重度的三尖瓣关闭不全逐渐会出现症状,如胸腔积液、腹腔积液、腹胀、纳差、下肢水肿及尿少等,对机体影响较严重。

Q: 三尖瓣关闭不全如何治疗?

三尖瓣关闭不全的治疗主要包括对因治疗、内科治疗和外科治疗。

1. 对因治疗:应针对引起右心房、右心室扩大或三尖瓣病变本身进行治疗。

2. 内科治疗:扩血管、强心、利尿等,其中以利尿治疗为主。

3. 外科治疗:主要针对合并肺动脉高压、严重三尖瓣反流的二尖瓣及主动脉瓣病变患者和三尖瓣瓣叶本身病变导致严重反流的患者。

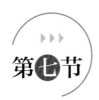

第七节

心脏瓣膜病的最新治疗

Q: 心脏瓣膜病应该找心脏内科还是心脏外科?

都可以。建议先去心脏内科就诊,评估是否需要治疗及能否接受内科介入治疗;若内科无法干预,可再去心脏外科就诊,评估有无外科手术指征(如瓣膜置换手术和瓣膜成形手术)。

Q: 哪些心脏瓣膜病需要外科手术?

二尖瓣疾病:①二尖瓣重度狭窄(二尖瓣瓣口面积< 1.5 cm^2)。②急性二尖瓣关闭不全。③慢性器质性二尖瓣关闭不全满足以下条件之一:有症状;无症状的重度二尖瓣关闭不全合并左心室功能不全;无症状且无左心室功能不全的重度二尖瓣狭窄,但伴有新发房颤或肺动脉高压(肺动脉收缩压> 50 mmHg)。

主动脉疾病:①主动脉瓣狭窄满足以下条件之一:有症状;无症状的重度主动脉瓣狭窄伴左室收缩功能不全(LVEF< 50%),或是运动试验诱发出症状或血流动力学不稳定(血压异常反应);合并明显钙化、快速进展的中、重度主动脉瓣狭窄;中、重度主动脉瓣狭窄有其他心脏手术指征(如冠脉搭桥术、升主动脉或其他瓣膜手术);极重度主动脉瓣狭窄(V$_{max}$ ≥ 5.5 m/s)。

②急性主动脉瓣关闭不全。③慢性主动脉瓣关闭不全满足以下条件之一：有症状；无症状重度主动脉瓣关闭不全伴左心室收缩功能不全（LVEF ≤ 50%）或左心室明显扩大；中度或重度主动脉瓣关闭不全有其他心脏手术指征，如冠脉搭桥术、升主动脉或其他瓣膜手术。

三尖瓣疾病：①三尖瓣狭窄拟行左侧瓣膜手术。②重度三尖瓣关闭不全伴有症状，或右心进行性扩大及功能减退，或需要行左心手术。

肺动脉疾病：①先天性肺动脉狭窄。②重度肺动脉狭窄合并肺动脉瓣环发育不良、严重肺动脉瓣关闭不全、肺动脉瓣上或瓣下肺动脉瓣狭窄。③先天性心脏病术后残留的重度肺动脉瓣关闭不全。

Q: 机械瓣膜和生物瓣膜有什么不同？

机械瓣膜和生物瓣膜的主要区别在于以下几点。

1. 材料不同：机械瓣膜是用非生物材料制成的，如金属、热解碳和人造织物；生物瓣膜一般来源于猪、牛或马的组织。

2. 使用期限不同：机械瓣膜耐久性好，理论上可终身使用；生物瓣膜可逐渐衰坏，耐久性差，一般使用期限为 10 ～ 20 年。

3. 抗凝时间不同：机械瓣膜术后患者需要终身服用华法林抗凝，否则可能导致瓣膜血栓甚至出现卡瓣；生物瓣膜术后患者只需短期服用抗凝药，一般 3 ～ 6 个月。

4. 适用人群不同：机械瓣膜主要适用于年轻、预期寿命比较长的患者；生物瓣膜较适合老年患者，如 70 岁以上患者预期寿命＜20年。

5. 价格不同：生物瓣膜相对机械瓣膜更贵。

Q: 换机械瓣膜后服用华法林的注意事项？

华法林为香豆素类口服抗凝药，通过抑制维生素K参与的凝血因子Ⅱ、Ⅶ、Ⅸ、Ⅹ在肝细胞内的合成，从而达到抗凝的目的。因此，能够影响维生素K吸收的药物（如某些抗生素）和维生素K含量较高的食物（如芒果、葡萄柚）都可能对华法林抗凝效果产生影响。换机械瓣后为防止血栓形成，须终身服用华法林，在服药期间需注意以下几点。

1. 严格遵嘱服药，切勿自行停药或随意更改剂量，以免出现卡瓣、出血等致死性并发症。

2. 建议每天同一时间服药（推荐下午或晚上）。

3. 尽量服用同一药厂的产品，如有更换，切记"剂量"一致而非"片数"一致。

4. 尽量避免与食物同时服用。

5. 日常饮食要均衡，避免一次过多摄入单一品种的食物，避免或减少食用芒果、葡萄柚等对华法林影响很大的水果。

6. 不要随便服用中草药或保健品。

7. 忘记服药4小时内可补服1次，若超过4小时，无须补服，在第二天正常服药即可。

8. 定期监测INR(国际标准化比值)，维持INR在2～3为佳。

9. 避免磕碰、摔倒，降低出血风险。

10. 服药期间若出现皮肤淤青、牙龈出血、鼻出血、尿血、呕血、黑便、肢体无力、言语不清等现象，及时就诊。

11. 在拔牙、接受手术或有创检查前（如胃镜、肠镜等），请告知医生正在服用华法林。

Q: 瓣膜手术之后需要用药吗？

需要。心脏瓣膜病术后早期仍需要继续服用改善心功能的药物（如强心药和利尿剂等），服用时间根据心功能而定。若为更换过瓣膜的患者，需要服用华法林抗凝治疗，采用机械瓣膜者终身服用，置换生物瓣膜者服用 3 ～ 6 个月。

Q: 开胸手术和微创手术怎么选？

心脏瓣膜病的手术方法包括外科手术（开胸手术）和介入手术（微创手术）两种，前者包括保留和修复患者瓣膜的瓣膜成形术、用人工瓣膜替代患者瓣膜的瓣膜置换术、标准的从胸骨正中切开的微创心脏手术（MICS），后者包括经导管主动脉瓣置换术（TAVR）治疗主动脉瓣狭窄，经导管二尖瓣钳夹术（MitraClip）治疗二尖瓣关闭不全。手术方式选择依赖于临床评估团队和根据患者个体化的临床和解剖特点共同决策。以主动脉瓣狭窄为例，开胸手术（即外科主动脉瓣置换术，SAVR）适用于外科低危的年轻患者（＜ 75 岁）或不适合经导管主动脉瓣置换术的患者，而外科高危且＞ 75 岁的高龄患者或不适合外科手术患者首选微创手术（即经导管主动脉瓣置换术，TAVR）。

Q: 心脏瓣膜病患者日常生活需要注意什么?

心脏瓣膜病患者在日常生活中要注意以下几点。

1. 避免剧烈运动,避免情绪激动,避免暴饮暴食,适当限制液体和盐的摄入量,保持大便通畅,防止加重心脏负担,从而引起心力衰竭。

2. 避免感染和外伤,减少不必要的有创操作,若必须接受有创的操作(如拔牙),可以预防性使用抗生素,以避免发生感染性心内膜炎。

3. 保持乐观的情绪和态度,避免熬夜,禁止吸烟和饮酒。

4. 若合并房颤或接受瓣膜置换术,则应规范服用抗凝药物,定期复查凝血指标。

▶▶▶ 第九章

心包疾病

第一节

心包炎

Q: 什么是心包炎?

　　心包是包裹心脏和大血管根部的纤维浆膜囊状结构,外层是致密的纤维性心包,内层为浆膜性心包,其中浆膜性心包又分为壁层和脏层,壁层衬贴于纤维性心包内面,脏层贴复于心脏的表面,即心外膜。心包炎是指各种因素导致的脏层和壁层心包的炎症性疾病。

Q: 心包炎包括哪些类型?

　　心包炎包括急性心包炎、慢性心包炎、复发性心包炎、心肌心包炎和心脏损伤后综合征。

Q: 心包炎主要有哪些表现?

　　①胸痛(85%～90%以上的病例):通常为胸骨后或心前区的锐痛和刺痛,与呼吸运动相关,常因咳嗽、深呼吸或变换体位加重,坐位和前倾可减轻。②心包摩擦音(<30%的病例):一种表面粗糙的刮擦音,用听诊器的膜型听件在胸骨左缘容易听见。③ECG改变(达60%的病例):在急性期新出现的广泛导

联 ST 段抬高或 PR 段压低。④心包积液（达 60% 的病例，一般为轻度）。其他支持性辅助检查包括炎症标志物升高（如 C 反应蛋白、红细胞沉降率、白细胞计数）及心包炎症的影像学依据（CT、心脏磁共振）等。

Q: 心包炎的病因有哪些?

急性心包炎的病因分为感染性和非感染性。在发展中国家，以感染性为主，尤其是结核感染，占 70% 以上，其中约 40% 合并了 HIV 感染。而在发达国家，心包炎的病因则主要以特发性为主，占 80% ～ 90%，其中大部分为病毒感染，而结核性病因占 < 5%，其他病因包括肿瘤性占 5% ～ 10%，系统性炎症性疾病和心包损伤后综合征占 2% ～ 7%，细菌化脓性心包炎 < 1%。大部分复发性心包炎无法明确病因，称为特发性复发性心包炎，占 60% ～ 70% 以上；目前认为，特发性复发性心包炎主要由免疫炎症机制所介导。

Q: 心包炎会导致生命危险吗?

大多数心包炎不会引起生命危险，但是如心包炎症导致快速进展或大量心包积液，可引起心脏压塞，从而引起低血压、呼吸困难甚至休克等一系列危及生命的临床表现。

Q: 心包炎会遗传吗?

绝大多数心包炎由特定的感染性或非感染性疾病引起，这些疾病通常不会遗传。但是一些自身炎症性疾病如家族性地中海热、肿瘤坏死因子受体相关周期性综合征、冷卟啉相关周期性发热综合征等也可以导致心包炎，这类疾病通常具有遗传倾向。

Q: 心包炎该如何治疗呢？

有明确病因、具有高危特征的心包炎患者，应警惕潜在疾病，以原发病的治疗为主。对于无高危因素的患者，无须查明病因，基于其免疫炎症机制，药物治疗主要以抗感染治疗及免疫调节／免疫抑制治疗为主。一线治疗为大剂量阿司匹林／非甾体类抗炎药联合秋水仙碱。对一线药物反应欠佳、不能耐受非甾体类抗炎药／阿司匹林或存在使用禁忌及其他特殊病因心包炎可考虑应用糖皮质激素。此外，最新的研究显示，多种白介素–1抑制剂包括阿那白滞素、卡那单抗和利纳西普在复发性心包炎尤其是伴有全身炎症反应的特发性心包炎患者中具有优异的疗效和良好的安全性。

Q: 心包炎需要长期吃药吗？

对于有明确原因的心包炎患者，给予有效的病因治疗后，通常不需要长期服药。但是对于特发性心包炎患者，通常需要服用数周至数月的药物治疗；而对于难治性复发性心包炎患者，则需要长期口服或者注射药物治疗。

Q: 心包炎需要手术治疗吗？

大多数心包炎不需要手术治疗，而对于出现心包积液的患者，可能需要心包穿刺、心包开窗术；对于出现缩窄性心包炎患者，可能需要考虑行心包开窗术或者心包剥脱术。

Q: 心包炎会复发吗?

复发性心包炎是指急性心包炎首次发作后，在经历至少
4～6周无症状期后再次发生的心包炎。根据国外研究显示，首
次发病的急性心包炎患者中15%～30%出现复发，而在未使用
秋水仙碱的急性心包炎患者中复发率可高达50%；此外，尽管
接受了一线和二线治疗，大约10%的复发性心包炎患者又再次
复发，称为难治性复发性心包炎。

第二节

心包积液

Q: 什么是心包积液?

心包腔内通常会有最多 50 mL 的心包液,其为血浆的超滤液,起到润滑剂的作用,减少对心外膜的摩擦,同时,其可以维持心脏表面重力、流体静水力、惯性力之间的平衡。当心包腔内的液体超过前文所述的正常量时,即认为存在心包积液。心包积液在临床上很常见,文献报道,三级医院超声心动图室诊断的心包积液患者,其发病率和患病率分别是 3% 和 9%。心包积液既可以是临床上偶然发现,也可以是危及生命的急症。

Q: 心包积液包括哪些类型?

心包积液的分类方式很多,根据其起病方式可以分为急性、亚急性、慢性,根据积液量可分为少量、中量、大量,根据积液的分布可分为包绕性和局限性,根据有无血流动力学影响分为合并/未合并心包压塞,根据心包积液的成分可分为渗出液、漏出液、血性、脓性、乳糜性、气性。

Q: 心包积液主要有哪些表现?

少量或者中量的心包积液通常无明显症状,仅在行心脏超声或者胸部 CT 检查时发现。而大量或者短期内快速进展的心包积液可能引起心脏压塞,其典型症状和体征包括脉压降低、颈静脉怒张、奇脉、心动过速、呼吸困难和心音遥远,严重者很快出现心源性休克或心脏骤停。

Q: 心包积液的病因有哪些?

1. 感染因素:病毒性感染(肠道病毒、疱疹病毒和细小病毒)、细菌(结核、革兰阴性菌、革兰阳性菌)、真菌和寄生虫。

2. 非感染性因素:自身免疫(常见)、肿瘤[原发性肿瘤(罕见,最主要的是心包间皮瘤)及继发性转移性肿瘤(常见,最主要的是肺癌、乳腺癌和淋巴瘤)]。

3. 代谢性:尿毒症、甲状腺功能减退、神经性厌食。

4. 创伤性和医源性:胸部外伤、放射损伤、介入操作。

5. 药物相关。

6. 其他:淀粉样变、主动脉夹层、肺动脉高压和慢性心力衰竭。

Q: 心包积液危险吗?

心包积液发展到心脏压塞时会危及生命,需要紧急处理;此外,心包积液发展为心包缩窄时,也会出现体循环淤血等一系列表现,从而严重影响患者生活质量。

Q: 心包积液该如何治疗呢？

约 60% 心包积液患者，与已知的疾病相关，而根本治疗是基础疾病的治疗。当心包积液与心包炎或全身炎症相关时，管理应按心包炎进行，应用阿司匹林、非甾体类抗炎药、秋水仙碱抗感染治疗。当大量心包积液药物治疗无效，或发生心包压塞，或怀疑细菌性、肿瘤性病因时，应考虑心包积液引流，包括心包穿刺术及心脏外科手术等。

Q: 哪些心包积液需要手术治疗？

对于反复治疗无效或者发展为缩窄性心包炎的患者，通常需要手术治疗。主要方法包括以下两种。

1. 心包开窗术：心包开窗术可通过外科手术或经皮球囊心包切开术完成，从而将心包积液引流至更大的浆膜腔（胸膜或腹膜），同时激活导致心包粘连的局部炎症反应。

2. 心包切除术：对于常规治疗后反复发作、无法进行心包穿刺引流或开窗及并发心包缩窄的患者，可考虑开胸或经胸腔镜进行心包切除术。

Q: 心包积液能治好吗？

心包积液的预后与病因、积液量、稳定性、持续时间等相关。细菌性、放射性及心脏损伤后心包炎相关的心包积液进展至心包填塞及心包缩窄的风险更高。而特发性心包积液及心包炎的患者，尤其是积液量中等以下时，其预后较好，并发症的风险较低。但亦有研究结果显示，超声心动图上诊断的少量无症状的心包积液患者，其预后比年龄、性别匹配的无心包积液的患者差。另外，有文献报道，不引起血流动力学改变的心包积液与慢性心衰患者死亡率增加相关。尽管慢性大量心包积液的患者通常表现为无症状，且血流动力学耐受状态，但这类人群仍存在无法预期的进展为心包填塞的风险。

Q: 心包穿刺是如何操作呢？

主要有超声引导、心电图监测引导和盲探 3 种穿刺选择。

1. 超声引导：①剑突下途径：穿刺针从胸骨剑突与左肋缘夹角处进针，进入皮肤后尾端连接三通和注射器，负压进针，超声探头在剑突下指导进针方向及深度，超声显示穿刺针进入心包积液中后，进一步进针约 2 mm，退出针芯仅保留穿刺针套管在心包积液内，推注生理盐水作为对比剂，根据声学造影进一步证实套管进入心包腔。②心尖区途径：在胸骨左缘第 5 肋间心浊音界内 1～2 cm 处进针，针尖指向右肩方向，其余同剑突下途径。

2. 心电图监测引导：将两端带有导线的无菌鳄鱼夹一端连接于穿刺针，另一端连接于心电图胸前导联。①剑突下穿刺：在剑突与左肋缘夹角处进针，进入皮肤后尾端连接三通和注射器，穿刺针与腹壁皮肤成 30°～45° 角，向上、向后并稍向左肩方向进入心包腔。②心尖部穿刺：在胸骨左缘第 5 肋间心浊音界内 1～2 cm 处进针，进入皮肤后尾端连接三通和注射器，针尖向后、向内推进并指向右肩方向进入心包腔；边进针边回抽，在进针过程中如心电监护显示 ST 段抬高，提示穿刺针刺到心脏，应稍退针至抬高的 ST 段回落，退出针芯仅保留穿刺针套管在心包腔内。

3. 盲探穿刺：穿刺进针点、途径和操作同心电图监测引导，通常采用剑突下进针点和途径，在进针过程中待针锋抵抗感突然消失并回抽有心包积液，提示穿刺针已进入心包腔，感到心脏搏动撞击针尖，应稍退针，以免划伤心脏，退出针芯仅保留穿刺针套管在心包腔内。

Q: 心包穿刺危险吗？

心包穿刺术作为一种有创操作技术，在心包积液的诊断和治疗中具有十分重要的作用。

1. 可以明确心包腔内液体性质，协助确诊病因。

2. 心包穿刺术是解除心脏压塞最重要的紧急治疗措施。

3. 心包穿刺术是心包腔内给药治疗的唯一途径。

然而，由于心包穿刺术需要精准地将穿刺针进入到非常狭小的心包腔，同时还需要避免损伤与壁层心包紧密相邻的心肌、冠状动脉，以及穿刺通路中的周围脏器（包括肺脏、胸膜、肝脏、肋间动脉、胸廓内动脉）等。

因此，心包穿刺术是目前临床上所有穿刺操作中难度最大、风险最高和学习曲线最长的技术之一。其主要并发症包括肺损伤、肝损伤；心肌损伤及冠状动脉损伤引起的出血；心律失常；穿刺部位感染。

▶▶▶ 第十章

感染性
心内膜炎

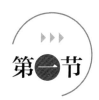

第一节

快速了解感染性心内膜炎

Q: 什么是感染性心内膜炎?

感染性心内膜炎是由病原微生物经血行途径引起的心内膜、心瓣膜、邻近大动脉内膜的感染并伴赘生物的形成。常见的有细菌、真菌、病毒、立克次体、衣原体、螺旋体等。感染性心内膜炎多数发生在有器质性心脏病的患者,临床表现多样。

Q: 感染性心内膜炎的分类有哪些?

可以根据疾病发生速度,将其分为急性感染性心内膜炎和亚急性感染性心内膜炎,前者病原体毒力强,病情重,存在全身中毒症状,后者相对较轻。近来也可以根据感染部位将其分为左心自体瓣膜感染性心内膜炎、左心人工瓣膜感染性心内膜炎、右心感染性心内膜炎、器械相关性感染性心内膜炎。

Q: 感染性心内膜炎常见表现有哪些?

感染性心内膜炎最常见的表现是发热,超过 95% 的患者有发热,但部分患者热型不典型。患者可以出现新的病理性杂音或原有杂音出现改变。部分患者可以出现皮肤淤点、甲下线状出血、脾大、贫血，还有特征性的皮肤和眼部表现，应当及时就诊。

Q: 感染性心内膜炎的并发症有哪些？

感染性心内膜炎发生在心脏，可以出现心力衰竭、心肌脓肿、心肌炎等并发症，其中心力衰竭是引起死亡的首位原因。此外，还可以出现动脉栓塞、细菌性动脉瘤、转移性感染、肾栓塞、肾炎、肾脓肿。约 30% 患者可以出现神经系统异常，有脑栓塞、脑膜炎、脑出血、细菌性动脉瘤、脑脓肿、痫样发作等表现。

Q: 感染性心内膜炎的高危人群有哪些？

感染性心内膜炎主要发生在有器质性心脏病的患者。因此心脏瓣膜病，尤其是二尖瓣和主动脉瓣结构异常的患者更容易患感染性心内膜炎。此外，心肌病、肺源性心脏病、甲亢性心脏病的患者也可以出现感染性心内膜炎。近年来，随着各种血管有创检查的应用、非法静脉用药增多，感染性心内膜炎也可以发生于无器质性心脏病的患者中。

Q: 感染性心内膜炎传染吗？

感染性心内膜炎属于血源性的疾病，微生物需要经过血液途径到达心脏，引起赘生物生成。一般生活接触并不会"被感染"。只有接触了带有病原微生物的血液，且处于免疫力低下的情况才有可能造成继发性的感染。但这不能说明感染性心内膜炎具有传染性。

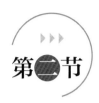

第二节

高效的治疗方法

Q: 感染性心内膜炎需要住院吗?

感染性心内膜炎是一种比较严重的疾病,严重时可危及生命。因此,临床上怀疑是感染性心内膜炎的患者应立即住院筛查。对于高度怀疑的患者,可以给予规范化的治疗,足疗程抗感染治疗,抑制病情发展,同时密切监测。

Q: 感染性心内膜炎为什么要做超声心动图?

超声心动图是感染性心内膜炎的诊断基础,虽然其临床表现存在特异性。但是超声心动图中看到瓣膜上出现赘生物、人工瓣膜断裂、出现新的瓣膜反流等,这些都是诊断感染性心内膜炎的重要依据。因此,对于可疑患有感染性心内膜炎的患者,一定要进行超声心动图检查。

Q: 得了感染性心内膜炎怎么治疗?

对于确诊感染性心内膜炎的患者,应当按照高血药浓度、静脉给药、长疗程、首选杀菌抗生素、联合用药、早期治疗的原则进行抗感染治疗,通常需达 4 ～ 6 周。如果患者在充分抗感染治疗后血培养仍然为阳性或出现了感染性心内膜炎并发症，可抗感染至 8 周，必要时可再次延长治疗时间。

Q: 感染性心内膜炎需要做手术吗?

当感染性心内膜炎出现心力衰竭、感染不能控制或需要提前预防栓塞发生的时候，应当予以手术治疗。可以根据病情决定手术时间，术后需要继续抗感染治疗，以避免复发。

▶▶▶ 第十一章

主动脉疾病

第一节

主动脉夹层

Q: 什么是主动脉夹层?

主动脉夹层指主动脉腔内的血液从主动脉内膜撕裂处进入主动脉中膜,使中膜分离,沿主动脉长轴方向扩展形成主动脉壁的真假两腔分离状态。主动脉是人体最主干的大动脉。心脏搏动产生压力,使血液由心脏快速喷射进入主动脉,流速可达6千米/小时。这些血液经主动脉流至全身各个脏器。主动脉的管壁分为内膜、中膜、外膜三层。健康主动脉三层膜之间紧密连接,没有空隙。但当主动脉内膜出现破损时,快速流动的血液冲击进入中膜,在中膜层内冲击出另一个可容纳血流的腔隙,形成夹层,即为主动脉夹层。

Q: 主动脉夹层有什么症状?

剧烈的胸背痛是主动脉夹层最常见的临床症状。患者通常表现为剧烈疼痛,难以忍受,疼痛性质可为刀割样、撕裂样,可伴有大汗、面色苍白。根据夹层形成的部位不同,疼痛的部位可为胸部、肩胛区或腹部、背部。若夹层累及内脏动脉、肢体动脉及脊髓供血动脉,可出现相应脏器或脊髓缺血。如果累及颅内动脉，可出现头痛、肢体活动不利、神志不清等；如累及脊髓供血动脉，可出现截瘫；如累及肠系膜动脉，可出现腹痛、腹胀、呕吐、便血等；如累及肾动脉，可出现腰痛、无尿；如累及髂动脉，可出现下肢冰凉、疼痛、感觉及活动障碍等。

Q: 发生了主动脉夹层是种什么感觉？

主动脉夹层是由于主动脉内膜撕裂，血液由原来的真腔进入到内膜和外膜之间的假腔，从而引起主动脉壁支撑力减弱，严重者导致动脉破裂，患者发生猝死。主动脉夹层最常见的症状是胸背部剧烈刀割样、撕裂样或撕脱样疼痛，患者常常伴有烦躁不安、大汗淋漓。部分患者会有心悸、气短甚至不能平卧等情况。严重者，会出现昏迷、晕厥甚至偏瘫、死亡。因此一旦出现上述情况，应当及时就诊。

Q: 主动脉夹层分哪些类型？

主动脉夹层的患者血流破入动脉壁后，可以沿主动脉壁向心脏方向或背离心脏继续撕裂，形成不同的夹层范围。目前临床上主要应用 Debakey 分型和 Stanford 分型两种分型方法。

1. Stanford 分型：夹层向心脏方向撕裂，出现升主动脉夹层，临床上称为 A 型夹层（Stanford A 型）。升主动脉与心脏相连，一旦撕裂至升主动脉根部、主动脉瓣、冠状动脉，可在短时间内危及生命。夹层向背离心脏方向撕裂，累及降主动脉，临床上称为 B 型夹层（Stanford B 型）。降主动脉分别供应脊髓、腹部内脏、下肢等器官，可引起相应器官的缺血。

2. Debakey 分型：根据破口位置及夹层累及范围，分为 3 型。Ⅰ型：破口位于主动脉瓣上 5 厘米内，近端累及主动脉瓣，远端累及主动脉弓、降主动脉、腹主动脉，甚至达髂动脉。Ⅱ型：破口位置与Ⅰ型相同，夹层仅限于升主动脉。Ⅲ型：破口位于左侧锁骨下动脉开口以远 2 ～ 5 厘米，向远端累及至髂动脉。

Q: 主动脉夹层的患者会猝死吗？

主动脉夹层的患者会猝死。主动脉夹层非常凶险，一旦出现，可在短时间内死亡，主要原因有以下两点。

1. 主动脉为体内最主干的大动脉，连接各个重要脏器的供血血管，如冠状动脉、头臂干动脉及各个内脏动脉，一旦夹层累及上述动脉，可造成重要脏器缺血，引起患者迅速死亡。

2. 主动脉夹层可造成血管壁破裂，大量高压的血液喷射入心包、纵隔、胸腔、腹腔，导致猝死。

Q: 什么样的人容易得主动脉夹层？

高血压和动脉硬化可以使主动脉血管壁的弹力纤维发生变性或坏死，是主动脉夹层最主要的病因，占 70% ～ 80%。此外，诸多因素可以引起主动脉壁发生问题，如马凡综合征等结缔组织病、妊娠期高血压、子痫前期的孕产妇、先天性主动脉缩窄所继发的高血压或者主动脉瓣二瓣化、严重外伤引起的主动脉峡部撕裂，以及妊娠、梅毒、心内膜炎、系统性红斑狼疮、多发性结节性动脉炎等。

Q: 怀孕会得主动脉夹层吗?

怀孕的女性会得主动脉夹层。文献报道,40 岁以下女性主动脉夹层患者,约半数见于妊娠期妇女。主要原因为女性怀孕期间雌激素、孕激素水平发生改变,可使动脉弹性降低,容易发生破损。妊娠期间血容量、心率、血压、每搏输出量、心排血量显著增加,对主动脉血管壁的冲击增加,容易造成夹层和破裂。

Q: 剧烈胸痛的患者只可能是心肌梗死吗?

剧烈胸痛的患者不一定只是心肌梗死。各种累及胸部皮肤、软组织、骨骼、心脏、肺脏、大动脉等部位的疾病均可引起胸痛,如胸骨骨折、心包炎、主动脉瓣狭窄、肥厚型梗阻性心肌病、肺栓塞、主动脉夹层等。其中主动脉夹层患者即可表现为剧烈胸痛,且多为持续性、撕裂样的胸痛。

Q: 主动脉夹层应该看哪个科室?

主动脉夹层患者可在短时间内猝死,一旦出现可疑症状应立即前往急诊科就诊。若为慢性主动脉夹层患者,可于血管外科、心外科随诊。

Q: 主动脉夹层与高血压有什么关系?

血压即血液在血管内流动时作用于单位面积血管壁的侧压力。高血压患者对主动脉血管壁的压力长期增高,若长期控制不佳,则可损伤血管内膜,削弱血管弹性。内膜破损后,高压的血液冲击进入血管中膜,引起主动脉夹层。当主动脉血管内压力急剧升高时，巨大的压力可使血管内膜继续向别处撕裂或破裂，严重者可在短时间内猝死。

Q: 主动脉夹层的患者血压应该控制在什么水平？

2014 年欧洲心脏病协会制定的《主动脉疾病诊断和治疗指南》建议，主动脉夹层患者血压控制目标为 130/80 mmHg。根据中国医师协会心血管外科医师分会大血管外科专业委员会制定的 2017 年《主动脉夹层诊断与治疗规范中国专家共识》推荐的血压控制目标为 120/80 mmHg，心率控制目标为 60 ～ 80 次 / 分。

Q: 主动脉夹层的患者需要做手术吗？

急性 Stanford A 型主动脉夹层一经确诊，如无特殊情况一般均需要急诊手术治疗。急性 B 型主动脉夹层如合并有脏器缺血、经药物治疗无法缓解的胸痛、无法控制的高血压，亦需要尽快接受手术。其余无并发症且症状稳定的急性 Stanford B 型主动脉夹层，可采取保守治疗。

Q: 主动脉夹层一定需要手术吗？

主动脉夹层是血液由主动脉（真腔）进入主动脉壁中层（假腔）而形成，真腔和假腔之间由内膜与部分中层分隔，并有一个或数个破口相通。很多原因可以导致主动脉夹层的出现，最常见的包括高血压、动脉粥样硬化、结缔组织病等。主动脉夹层一旦诊断明确，应该听从医生建议积极诊治。部分主动脉夹层风险极高，任何拖延都有可能危及生命，外科手术可能是挽救生命的唯一手段。

Q: 主动脉夹层的患者需要长期吃什么药物?

主动脉夹层患者血压控制目标为 120/80 mmHg,心率目标为 60 ~ 80 次 / 分。故 β 受体阻滞剂是主动脉夹层患者的首选降压药物。β 受体阻滞剂降压效果不佳时,可考虑联用血管紧张素转换酶抑制剂(ACEI)、血管紧张素受体阻滞剂(ARB)、钙拮抗剂(CCB)等降压药物。

第二节

主动脉瘤

Q: 升主动脉增粗是病吗?

正常成年人升主动脉的粗细应该在 2.6 cm 左右，很多因素都可以导致升主动脉增粗。如随着年龄的增长，升主动脉会逐渐增粗，其他因素包括高血压、结缔组织发育异常等因素也会导致主动脉异常增粗，一旦主动脉过粗，就会增加主动脉夹层发生的风险，导致患者猝死概率增加。一般而言，升主动脉直径一般在 3 cm 以内，当升主动脉越粗时，它自身张力越大，增粗速度也会更快，破裂风险也会越高。因此，升主动脉过粗一定要引起注意，及时前往心外科就诊，明确病因并定期随访。如果升主动脉过粗，还需要进行手术治疗。

Q: 什么是主动脉瘤?

主动脉瘤是指主动脉血管壁在病理因素作用下，局部或弥漫性薄弱而发生病理性扩张，向外膨出，直径超过正常主动脉直径的 1.5 倍及以上。

Q: 什么是假性动脉瘤?

动脉壁局部破裂,在动脉周围形成了血肿,血肿和动脉相通,即为假性动脉瘤。真性动脉瘤累及动脉壁全层,而假性动脉瘤的瘤壁仅有外膜层,因此假性动脉瘤是不稳定、容易破裂的。

Q: 主动脉瘤是肿瘤吗?

主动脉瘤并非大家日常所谓的"肿瘤",而是由于主动脉扩张、增粗形成的所谓的瘤样增粗。主动脉瘤一般直径会大于正常主动脉直径的1.5倍以上,动脉粥样硬化是动脉瘤最常见的原因。在我国,主动脉瘤的发病率也呈逐年增加的趋势。主动脉瘤体过大会压迫周围组织和脏器,引发相应的临床症状。如果瘤体过大、过粗,出现破裂的可能性就会增大,一旦主动脉发生破裂,人猝死的概率极高。

Q: 什么样的主动脉瘤需要做手术?

主动脉瘤一旦破裂,易在短时间内造成失血性休克,病情十分凶险。因此,对于已发生破裂的主动脉瘤,应尽早行急诊手术治疗。针对还未发生破裂的主动脉瘤,若出现腹痛、腰背痛等症状;或瘤体直径过大、增长过快,则提示破裂风险高,也应进行手术干预。

Q: 主动脉瘤可以自愈吗?

主动脉瘤一旦形成,几乎无法恢复正常,更不会自行消失,反而是随着主动脉直径越粗，瘤体越大，它进展的速度越快，增粗的速度也更快。目前也无法通过服用特殊药物让动脉瘤逆转甚至恢复正常。当动脉瘤没有达到手术标准的时候，我们需要定期观察，同时可以通过降低风险因素来延缓动脉瘤的进展，比如通过控制高血压来控制动脉瘤增粗的速度。

Q: 动脉瘤破裂有先兆吗？

部分患者可能会存在先兆表现，比如很多人会表现为烦躁、不安，疼痛发作可能会更加频繁，也更加剧烈，感觉疼痛在后背向下进展，甚至部分患者出现大汗淋漓，无法平卧。一旦有上述表现，应第一时间前往医院就诊，明确病因。

Q: 如何预防动脉瘤的发生？

很多因素会导致动脉瘤的出现，比如高血压、动脉粥样硬化、吸烟、脂质代谢异常及自身免疫遗传疾病等。因此生活中如果希望远离动脉瘤疾病，应该注意预防"三高"情况，注意血压、血糖和血脂的调控，适当体育锻炼，合理膳食，减少高盐、高糖和高脂饮食的摄入，多吃蔬菜和水果，不吸烟、不酗酒。

Q: 动脉瘤一旦发现就应该立即手术吗？

动脉瘤的本质就是主动脉因各种原因导致的扩张和增粗。不同部位和不同原因所导致的动脉瘤都会有逐渐增大的趋势，甚至发生破裂等严重后果。一旦发现主动脉增粗，应该及时前往医院就诊，听从医生建议。医生会根据主动脉增粗的直径、有无合并其他风险因素和患者特点来决定是否需要手术、何时手术及选择何种手术方案。

Q: 大动脉炎是血管发炎了吗?

大动脉炎是一种自身免疫性疾病，目前病因尚不明确，可能与体内免疫反应有关，但并非老百姓日常所说的血管发炎了。大动脉炎疾病多见于女性，主要表现为主动脉主干及主要分支血管壁增厚，甚至有钙化表现，管腔狭窄甚至闭塞，有些严重的患者可能出现主动脉瘤样增粗甚至发生主动脉夹层。患者有肢体或重要脏器缺血的表现，甚至有人有发热、顽固性高血压等表现。一旦有类似表现，应积极就诊。

Q: 主动脉溃疡严重吗?

主动脉穿透性溃疡是主动脉上斑块破裂后所形成，局部由于血液压力的冲击可能会形成局部的血肿，如果溃疡位于升主动脉或者主动脉弓，小的溃疡就有可能进一步穿透到中层和外膜，引发动脉瘤甚至出现动脉破裂。因此，体检发现动脉溃疡不能掉以轻心，应该积极前往正规医院就诊。

▶▶▶ 第十二章

血脂异常和脂蛋白异常

第一节

快速了解血脂异常

Q: 血脂包括哪些成分？

血脂主要包括中性脂肪和类脂，主要成分是胆固醇和甘油三酯，还有磷脂、糖脂、固醇和类固醇。

Q: 血脂异常的危害有哪些？

血脂异常的危害：血脂异常是动脉粥样硬化的主要危险因素之一，其中胆固醇高、低密度脂蛋白胆固醇高、高密度脂蛋白胆固醇低、脂蛋白（a）高等都明显增加动脉粥样硬化的风险，从而导致动脉粥样硬化相关心脑血管疾病的发生，如冠状动脉粥样硬化性心脏病、脑梗死、外周血管病（颈动脉粥样硬化斑块导致的颈动脉狭窄、下肢动脉粥样硬化斑块导致的下肢动脉狭窄）等；高甘油三酯也增加冠心病的风险，严重的高甘油三酯可诱发急性胰腺炎。

Q: 血脂异常的原因有哪些？

血脂异常的原因主要包括原发性血脂异常和继发性血脂异常。原发性血脂异常原因不明，是遗传与环境因素相互作用的结果。大部分血脂异常存在单一或多个基因异常，环境因素有运动不足、不健康的饮食习惯、肥胖、酗酒等。继发性血脂异常，是由其他疾病引起的，常见疾病有甲状腺功能减退症、库欣综合征、肝肾疾病、系统性红斑狼疮、骨髓瘤、多囊卵巢综合征等，一些药物也可引起血脂异常如噻嗪类利尿剂、糖皮质激素等。

Q: 血脂异常有哪些分型?

在临床工作中血脂异常分为 4 型：高胆固醇血症、高甘油三酯血症、混合型高脂血症和低高密度脂蛋白胆固醇血症。

Q: 临床常见的血脂检测项目有哪些?

临床上关于血脂的基本检测项目有血清总胆固醇（TC）、甘油三酯（TG）、低密度脂蛋白胆固醇（LDL-C）、高密度脂蛋白胆固醇（HDL-C）、载脂蛋白 A（ApoA）、载脂蛋白 B（ApoB）、脂蛋白（a）[LP（a）]等，这些指标对预测冠心病有一定的意义。

Q: 血脂检查前有哪些注意事项?

检查前应空腹（禁食 12 ～ 14 小时），最后一餐忌高脂食物和酒类。

Q: 胆固醇和低密度脂蛋白胆固醇的理想水平?

胆固醇的合适水平 < 5.2 mmol/L，低密度脂蛋白胆固醇理想水平 < 2.6 mmol/L。血脂异常的诊断采用《中国成人血脂异常防治指南（2016 年修订版）》关于我国血脂合适水平及异常分层标准（表 1）。

表 1　血脂异常诊断及分层标准

分层	TC（mmol/L）	LDL-C（mmol/L）	HDL-C（mmol/L）	非 HDL-C（mmol/L）	TG（mmol/L）
理想水平	—	< 2.6	—	< 3.4	—
合适水平	< 5.2	< 3.4	—	< 4.1	< 1.7
边缘升高	≥ 5.2 且 < 6.2	≥ 3.4 且 < 4.1	—	≥ 4.1 且 < 4.9	≥ 1.7 且 < 2.3
升高	≥ 6.2	≥ 4.1	—	≥ 4.9	≥ 2.3
降低	—	—	< 1.0	—	—

Q: 甘油三酯的理想水平是多少?

甘油三酯的理想水平是 < 1.7 mmol/L。高甘油三酯血症增加动脉硬化的风险，严重的高甘油三酯血症可诱发急性胰腺炎。因此要积极预防和治疗。

Q: 如何诊断血脂异常?

血脂异常的诊断，首先通过详细询问病史包括饮食和生活习惯，仔细询问有无继发性高脂血症的一些疾病相关病史如肾病综合征、甲状腺功能减退等，询问有无引起血脂异常的用药史及家族史。然后根据患者检测的血脂指标综合判断。血脂异常的诊断采用《中国成人血脂异常防治指南（2016 年修订版）》关于我国血脂合适水平及异常分层标准（表 1）。

Q: 脂蛋白有什么功能?

脂蛋白是血脂与载脂蛋白结合形成的，主要功能是运输血脂成分，如胆固醇和甘油三酯。血脂不溶于水，需要和载脂蛋白结合组成脂蛋白以溶于水的形式在体内运输。血浆脂蛋白分为6类：高密度脂蛋白、低密度脂蛋白、中间密度脂蛋白、极低密度脂蛋白、乳糜微粒和脂蛋白（α）。

Q: 脂蛋白（α）增高很危险吗？

脂蛋白（α）即 LP（α），高 LP（α）血症会增加动脉粥样硬化相关心血管疾病的风险，这是冠心病的一个独立危险因素；合适的范围 < 300 mg/L，主要受遗传因素影响，环境、饮食等对 LP（α）无明显影响。目前常用的口服调脂药物如他汀类、贝特类等没有明显的降低 LP（α）的作用，新型调脂药物 PCSK9 抑制剂有一定的降低效果。

Q: 高脂血症患者饮食有哪些注意事项？

高脂血症患者的饮食原则是低胆固醇低饱和脂肪酸低热量膳食。具体地说，高胆固醇的患者，每天胆固醇摄入应该 < 200 mg；高甘油三酯血症患者，要低脂肪饮食，尽量少摄入饱和脂肪酸，同时要降低总热量（包括碳水化合物，如米饭、馒头）的摄入。平时饮食可以多食用富含蛋白的食物，肉类以鱼类为好，特别是深海鱼更优，脱脂奶、鸡肉、豆制品都可摄入；富含纤维的食物，如燕麦片、水果、新鲜蔬菜等对高血脂患者有益。有的患者喜爱牛羊猪肉动物内脏等，因其脂肪和胆固醇含量高，不推荐大量食用，仅可少量食用。另外，已经在应用调脂药物，血脂控制达标者，可适量食用。

第一节

降脂药物的选用

Q: 运动可以降血脂吗?

运动有助于降低甘油三酯,对于高甘油三酯血症的患者,推荐多运动以消耗体内的脂肪,结合低脂肪、低热量饮食,效果更好。对于高胆固醇血症的患者,运动无效。

Q: 降低胆固醇常用哪些药物?

目前常用的降低胆固醇的药物有他汀类药物、胆固醇吸收抑制剂、烟酸类药物、PCSK9抑制剂等。其中他汀类药物是应用最广泛的降低胆固醇药物,常用的他汀类药物有辛伐他汀、阿托伐他汀、瑞舒伐他汀、洛伐他汀、氟伐他汀、普伐他汀、血脂康等。

Q: 高胆固醇患者提倡高强度他汀治疗吗?

高胆固醇血症患者的治疗,目前国内指南不推荐直接高强度他汀治疗,而推荐中等强度他汀治疗。中等强度他汀是指能够把低密度脂蛋白胆固醇平均降低 30% ~ 50% 的他汀剂量,高强度他汀是指能够把低密度脂蛋白胆固醇平均降低 ≥ 50% 的他汀剂量，如阿托伐他汀 40 ～ 80 mg、瑞舒伐他汀 20 mg。他汀剂量的选择根据高胆固醇血症患者的危险分层情况，像极高风险者（如合并冠心病、脑梗死等）需要把胆固醇降得更低一些。

Q: 如何尽量减少他汀类药物的不良反应？

他汀类药物的不良反应发生率相对较低，常见的不良反应是肝脏损伤、肌肉损伤、肌肉疼痛。肝脏损伤的主要表现是谷丙转氨酶和谷草转氨酶升高，发生率低，转氨酶升高大于参考范围上限 3 倍者，需停药；肌肉损伤主要是指骨骼肌损伤，可伴有肌肉疼痛，大于参考范围上限 10 倍者少见，需停药观察；他汀应用过程中可发生无肌酸激酶升高的肌肉疼痛，停药后可好转。他汀类药物最严重的不良反应是肝衰竭和肌肉溶解，有生命风险，需及时就医。长期应用他汀有血糖升高的风险，但他汀治疗获益大于风险。他汀类药物的不良反应，在大剂量应用时发生率高，小剂量应用可降低其发生率；他汀类药物多经过肝酶 CYP3A4 代谢，与其他经过相同肝酶代谢的药物共用时，有增加他汀药物浓度从而增加不良反应的风险，这些药物有胺碘酮、华法林、地高辛、红霉素、氨茶碱等多种；因此为了减少他汀的不良反应，尽量减少联合应用，如确需联合，注意密切观察转氨酶、肌酸激酶等；降低剂量可减少不良反应发生。

Q: PCSK9 抑制剂适合哪些患者？

PCSK9 抑制剂是强效降低胆固醇的药物，PCSK9 被称为"前蛋白转化酶枯草溶菌素 9"，它在肝细胞内参与 LDL 受体的降解，

PCSK9 抑制剂适用于以下几种情况。

1. 降低心血管事件的风险：在已有动脉粥样硬性心血管疾病的成人患者中，降低心肌梗死、脑卒中及冠状动脉血运重建的风险。通过与最大耐受他汀联合用药，伴或不伴其他降脂疗法，他汀类药物不耐受或禁忌的患者单独应用或与其他降脂药联合应用。

2. 原发性高胆固醇血症（包括杂合子型家族性高胆固醇血症）和混合型血脂异常。在接受最大耐受剂量他汀 LDL-C 不达标的患者，与他汀联合用药，伴或不伴其他降脂疗法，他汀类药物不耐受或禁忌的患者单独应用或与其他降脂药联合应用。

3. 纯合子型家族性高胆固醇血症：用于成人或 12 岁以上青少年的纯合子型家族性高胆固醇血症。

Q: PCSK9 抑制剂的不良反应大吗？

目前，上市的 PCSK9 抑制剂有两种：依洛优单抗、阿利西优单抗。PCSK9 抑制剂相关临床试验中出现的不良反应包括过敏反应、注射部位反应、鼻咽炎、上呼吸道感染、流感、咳嗽、尿路感染、头疼、肌肉骨骼疼痛、高血压、腹泻等。

Q: 降脂药可以联合应用吗？

不同种类的降脂药物可以联合应用。如混合型高脂血症患者，他汀类药物可以和贝特类药物、ω-3 脂肪酸联合应用。降低胆固醇治疗时，如果他汀类药物单独应用不达标，可以和 PCSK9 抑制剂、胆固醇吸收抑制剂、烟酸类药物等联合应用。

多个降脂药物联合应用时，不良反应可能会轻微增加，需密切监测肝转氨酶和肌酸激酶等。

Q: 服用降脂药后血脂正常了，可以停药吗？

即使血脂降到正常，通常也不可停药。需要服用降脂药物的疾病通常是慢性病，特别是原发性高脂血症无法根治。有些患者合并有动脉粥样硬化或者动脉粥样硬化相关的心血管疾病如冠心病、脑梗死、症状性外周动脉狭窄；这些情况都需要坚持长期服用药物，不可停药。少数继发性高脂血症的患者（低风险者），如甲状腺功能减低，一旦甲状腺功能恢复正常后，血脂也恢复正常（不服用降脂药情况下），可不用降脂药物。

Q: 服用降脂药物过程中如何监测？

大多数高脂血症患者的治疗是长期的。不同患者对药物的疗效和不良反应有很大的差异，应严密监测血脂水平及肝功能和肌酸激酶等指标。首次服用降脂药物后，应于服药后6周内复查血脂、转氨酶及肌酸激酶等，如血脂达标且无不良反应，逐步减为每6～12个月复查一次；如血脂未达标并且无不良反应，每3个月复查一次。每次调整用药后均需在6周内复查血脂、转氨酶及肌酸激酶；如转氨酶是正常上限的3倍，或肌酸激酶是正常上限的10倍者，需停用降脂药物。

Q: 低密度脂蛋白胆固醇降得越低越好吗？

低密度脂蛋白胆固醇（LDL-C）是动脉粥样硬化相关心血

管疾病和血脂管理的首要目标，降脂目标以 LDL-C 达标就可以。不同风险的人群，目标值不同，极高风险患者（如冠心病、脑梗死、CKD3-5 期、外周动脉疾病），LDL-C 目标值 < 1.8 mmol/L；目前认为 LDL-C 降低的幅度大一些，获益也会大一些。低线阈值不明，主要是目前的降脂药物很难把 LDL-C 降得过低（如 < 0.8 mmol/L），我们不用担心 LDL-C 降得过低；LDL-C 已经达标的患者，无须增加药物剂量或者联合用药把 LDL-C 降得更低。

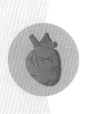

▶▶▶ 第十三章

心脏护理
与康复

第一节

心脏护理

Q: 如何正确记录出入量?

1. 出入量记录时间从 7 时至次日晨 7 时。

2. 记录内容:

（1）记录服药、口渴时等饮水情况。

（2）记录正餐时吃的什么，液体食物要记录 mL，固体要记录 g，如馒头称重后记录 g。

（3）水果记录名称和重量。

（4）尿用量杯量，并记录；儿童和老人用纸尿垫的，要对纸尿垫前后称重对比，并记录。

使用出入量记录单记录及使用常见食物含水量表估算食物含水量，如表 2 和表 3 所示。

表 2　常见食物含水量

食物	单位	原料重量（g）	含水量（g）
米饭	1 碗（170 g）	100	70
大米粥	1 碗（500 g）	100	400
面条	1 碗（170 g）	100	70（汤另计）

食物	单位	原料重量（g）	含水量（g）
蒸蛋糕	1 碗（170 g）	50	25
藕粉	1 碗	50	210
牛奶	1 杯	100	87
豆浆	1 杯	100	96
馒头、花卷	1 个	250	25
烧饼	1 个	60	20
蒸鸡蛋羹	1 碗	100	260
豆沙包	1 个	100	34
猪肉	1 块	150	29
菜包	1 个	100	80
水饺	1 个	100	20
青菜	1 份	50	92
大白菜	1 份	7	96
饼干	1 块	100	2
冬瓜	1 份	50	97
油条	1 根	100	12
豆腐	1 块	40	90
煮鸡蛋	1 个	100	30

各种常见水果含水量

水果	重量（g）	含水量（g）
西瓜	100	79
甜瓜	100	66
樱桃	100	67

续表

水果	重量（g）	含水量（g）
苹果	100	68
梨子	100	71
葡萄	100	65
桃子	100	82
香蕉	100	60
橘子	100	54

表3　出入量记录单

时间	入量				出量							
	水（mL）	正餐		水果（g）	其他	尿（mL）	大便	引流液（mL）	呕吐物（mL）	咳出量（mL）	出血量（mL）	伤口渗出液（mL）	汗（mL）	其他
		液体（mL）	固体（g）											

Q: 放了支架和起搏器，有什么检查是不能做的?

植入心脏支架后常规的检查比如常规心电图、超声心动图、CT 检查都是可以做的。但是如果完善磁共振检查的话，一般建议患者支架术后 3 个月方可完善。如病情需要更早完善磁共振检查时，要根据患者植入心脏支架的型号、植入时间并咨询主管医生及放射科医生进行充分评估后确认是否可以完善相关的检查。

心脏起搏器是一种植入人体的医用电子仪器，它通过发放一定形式的电脉冲，由起搏导线（人工电路）刺激心脏，模拟正常心脏的冲动形成和传导，从而来维持正常的心脏跳动。

体内有起搏器植入的患者，一般是不能做磁共振检查的，因为在磁共振检查时会有强大的磁场，容易干扰起搏器的工作和性能，从而不利于患者的身体健康。但是如果植入的起搏器是具有抗磁共振功能的，经主管医生及放射科工作人员充分评估起搏器的类型及功能，在确诊安全的前提下，可以进行相关的检查。另外像电针、电除颤、体外碎石、电击治疗、电刀、短波、高低频治疗仪、电休克治疗是植入起搏器后绝对禁忌的。

Q: 出现静脉炎该怎么办？

静脉炎是静脉输液常见的并发症，由物理、化学及感染等因素对血管内壁的刺激而导致血管壁的炎症表现。通常表现为沿静脉走向出现条索状红线，甚至出现硬结，局部组织发红、肿胀、灼热、疼痛，有时伴有畏寒、发热等症状。主要原因是长期输注高浓度、刺激性强的药液，或者静脉内放置刺激性较强的塑料导管时间过长，引起局部静脉壁发生的化学炎症反应。静脉炎可分为以下5级：0级为没有症状；1级为脓肿部位红斑，不一定疼痛；2级为脓肿部位疼痛，有红斑和（或）水肿；3级为脓肿部位疼痛，有红斑条索物形成，可触及静脉条索；4级为脓肿部位疼痛，有红斑条索物形成，可触及静脉条索长度＞1英寸，有脓性渗出物。

一旦出现静脉炎需立即停止输液并对症处理：可根据实际情况选择新型敷料、50% 硫酸镁湿敷、马铃薯片冷敷、物理治疗（红外线理疗、超短波理疗）、多磺酸粘多糖乳膏或其他药物涂抹。

Q: 气泡进入血管了有生命危险吗?

静脉输液是将大量无菌溶液或药物直接输入静脉的治疗方法，是临床上用于纠正人体水、电解质及酸碱平衡失调，恢复内环境稳定并维持机体正常生理功能的重要治疗措施。通过静脉输液，可以迅速有效地补充机体丧失的体液和电解质，增加血容量，改善微循环，维持血压。通过输注静脉药物，还可以达到治疗疾病的目的。其原理是利用大气压和液体静脉压形成的输液系统内压高于人体静脉压，从而将液体输入静脉。目前临床多为密闭式静脉输液，通常输液时，患者都取坐位或平卧位，穿刺点多选择上肢手背或手臂，输液瓶则悬挂于输液架上高于穿刺点，空气不会主动进入血管内。一旦有空气进入静脉，会随血流经上腔静脉或下腔静脉到右心房，再进入右心室，被压入肺动脉后会被分散到肺小动脉，最后经毛细血管吸收；只有当大量空气进入后阻塞肺动脉入口，右心血液不能进入肺动脉而完成有效气体交换时，才会使机体因缺氧而死亡。空气栓塞的临床表现及后果多与进入的气体量和速度有关，有研究表明，空气进入人体后，以每秒 20 mL 的速度即可出现症状，当达到 75 ~ 105 mL/s 的速度时可致命；也有研究表明静脉空气栓塞的致死量为 200 ~ 300 mL，这就说明需要进入大量空气才会有生命危险。少量气体进入循环后多无明显症状或体征；发生空气栓塞时，患者多表现为胸部异常不适或有胸骨后疼痛，呼吸困难和发绀并伴有濒死感，听诊心前区时可闻及响亮的"水泡音"，心电图多为心肌缺血和急性肺心病表现。一旦出现上述表现，立即将患者取左侧头低脚高位，以利于气体浮于右心室尖部，避免阻塞肺动脉入口，给予高流量吸氧，密切观察患者生命体征及病情变化。

在患者输液前，护士会提前检查输液管路连接紧密，排尽输液管路内空气，输液过程中会加强巡视，及时更换或添加药液，做好患者及家属宣教工作以便取得配合，加压输液时会有专人看护，使用输液泵或微量泵时合理调节输液速度和输液量，输液完毕及时拔针。若为中心静脉导管，拔除时在患者病情允许的情况下取仰卧位或头低脚高位，拔除后及时覆盖无菌敷料并按压穿刺点，患者需平卧 30 分钟。

Q: 空腹时间过长为什么不宜采血？

空腹采血是指禁食 8 小时后空腹采集的血标本，以 12～14 小时为宜，通常不建议超过 16 小时。如果空腹时间超过 16 小时，会因过度饥饿导致某些检验会有异常结果，如血清白蛋白、葡萄糖等的含量明显下降，血清胆红素可能会因空腹时间增长而增加，从而影响化验的准确性。另外静脉采血会因情绪、运动等受影响，因此即使白天 8 小时未进餐，严格来讲也不能完全算是空腹。而且人的代谢总是波动的，其代谢率并非是一个水平。抽血前一天晚上，尽量保持平时的生活习惯，正常饮食；饭菜宜清淡，不要喝酒；饭后不喝咖啡、浓茶、饮料等。晚 8 点后禁食，第二天晨起后，不吃早餐，不喝水或少喝白开水（50 ～ 100 mL），不做运动，采血前宜静息至少 5 分钟。

Q: 输液速度可以随意加快吗?

很多药物不能随意调快，否则会出现以下不良后果。一般成人滴速 40 ～ 60 滴 / 分，老年人、儿童速度宜慢，不宜超过 20 ～ 40 滴 / 分。输液过快会引起以下问题。

1.加重心脏负担：如果患者有心脏或肺部疾病，输液速度不宜过快。滴速过快可以引起血容量过多，加重心脏负荷，引发心衰或肺水肿。氯化钾静脉滴注速度过快不仅会引起局部疼痛，还可引起高钾血症，表现为四肢无力、呼吸困难、心律失常甚至心脏停搏导致死亡。硝普钠、硝酸甘油等药物在滴注时速度过快可使血压急剧下降，短时间内出现低血压及休克等症状。

2.局部刺激，引起静脉炎：如果输液速度很快，药物在输液局部和全身血液中的浓度都会一下子升得很高，很多种药物对血管有刺激性，并且在高浓度下更容易发生静脉炎等不良反应，如红霉素等。

3.过敏反应：万古霉素滴速过快会发生红斑样或荨麻疹样皮肤过敏反应，俗称红人综合征。

4.肾功能损害：庆大霉素等输注过快会增加其肾毒性，引起肾功能损伤。

5.代谢异常：输注氨基酸、脂肪乳等营养药过快，可引起面红、发热、恶心、呕吐、心悸、胸闷等不适。

当然，滴注速度也不是越慢越好，有的药品输液速度过慢不能发挥疗效，还可能发生过敏，例如白蛋白、抗菌药等。抢救脱水严重或失血过多的休克患者应快速补液，治疗患者颅内压增高时，甘露醇滴速过慢则起不到降颅压的效果。

Q: 为什么有些药物不能碾碎服用？

临床中经常有患者问："为什么有的药可以掰开或碾碎服用，有的不能？"药物能否掰开或碾碎服用取决于药物的制备工艺、药理学及临床药物用量。有些药物如吲哒帕胺缓释片、非洛地平缓释片、格列吡嗪控释片、氯化钾缓释片等正确的服用方法应为整片（粒）吞服，而不可嚼碎或拆开，否则会影响药效和药物的稳定性，增加药物的不良反应；有些肠溶制剂，肠溶片外有肠溶衣的保护，如果掰开服用，会使药片在胃部被溶解，无法抵达肠道起效。除此之外，也有一些药物需要粉碎或咀嚼，才能发挥最好的效果；还有一些药物需含化或舌下含服。同一种药物，不同厂家生产可能制备工艺不同。如一些缓释制剂，有些厂家生产的可掰开服用，有些厂家生产的则不能掰开服用。所以，在服药之前，一定要认真阅读药品说明书和在医生的指导下，选择正确的服用方法，以使药物最大限度地发挥作用。

Q: 雾化吸入时间越长越好吗？

临床上有些患者觉得雾化时间长一些，药物效果应该会更好，实际上，有研究表明雾化吸入并不是时间越长效果越好，雾化吸入量过多、治疗时间过长，会导致呼吸道过度湿化，从而造成呼吸道黏膜水肿、气道狭窄等，引起呼吸困难，特别是年老体弱或心肾功能不全的患者，长时间大量雾化吸入容易导致雾滴持续进入肺泡，引起肺泡萎缩，毛细血管内水分渗透进入肺泡和肺间质引起急性肺水肿。雾化的适宜时间为 10 ～ 15 分钟。有时患者会发现雾化完成时，雾化瓶内还剩余些许药液，而这些剩余的药液本身就是雾化瓶的无效腔容积，没有必要刻意把这些药液全部用完。雾化治疗结束后，协助患者深呼吸并及时翻身拍背，有利于促进痰液排出，保持呼吸道通畅，若使用面罩进行雾化，应及时洗脸或用湿巾擦净脸部及口鼻上的雾滴，以防刺激口鼻皮肤引起过敏。雾化后漱口以减少口腔内残余药物对口腔黏膜的刺激。特别是使用激素类药液时可用清水漱口，以减少激素沉积。在进行雾化治疗的过程中，如果出现了胸闷、呼吸困难等不适症状，应该立即告知医护人员，停止雾化。

Q: 住院的老年患者如何注意预防跌倒?

有研究表明，我国 65 岁以上老年人中，平均每年约有 30% 的人会发生跌倒。而对于患心血管疾病患者来说，发生跌倒的风险更高。在我国，跌倒是 65 岁以上老年人因伤害死亡的首要原因。住院的老年患者想要预防并减少跌倒，就需要了解跌倒风险，增强意识。

1. 入院后熟悉病房环境，包括卫生间的位置、辅助设施的使用、如何使用床单位（床栏的使用）及紧急情况呼叫器的使用等。

2. 知晓自己存在的跌倒风险及预防措施。

3. 如果有需要时应及时寻求帮助。

4. 将呼叫器放置在易取处，并将常用物品放在易取位置。

5. 保持床单位处于最低位置。

6. 穿合适的防滑鞋。

常见的引起跌倒的因素有以下两点。

1. 环境因素：昏暗的灯光，湿滑、不平坦的路面，在步行途中的障碍物，不合适的家具高度和摆放位置，楼梯台阶，卫生间没有扶栏、把手等都有可能增加跌倒的风险，不合适的鞋子和行走辅助工具也与跌到有关。室外的危险因素，包括台阶和人行道缺乏修缮、雨雪天气、拥挤等，都可能引起老年人跌倒。

2. 社会因素：老年人的教育和收入水平、卫生保健水平、享受社会服务和卫生服务的途径、室外环境的安全设计，以及老年人是否独居、与社会的交往和联系程度都会影响其跌倒的发生率。

易引起老年人跌倒的药物如下。

1. 精神类药物：抗抑郁药、抗焦虑药、催眠药、抗惊厥药、安定药。

2. 心血管药物：抗高血压药、利尿剂、血管扩张药。

3. 其他：降糖药、非甾体类抗炎药、镇痛剂、多巴胺类药物、抗帕金森病药。

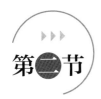

第二节

心脏康复

Q: 什么是心脏康复?

心脏康复是针对心血管疾病慢性期治疗的一种综合性方法,通过五大核心处方(药物处方、运动处方、营养处方、心理处方和戒烟限酒处方)的综合干预,为心血管疾病患者在急性期、恢复期、维持期及整个生命过程中提供生理、心理和社会的全面全程管理服务和关爱,以确保心脏病患者获得最佳体力、精神和社会功能,从而提高患者日常生活能力,改善生活质量,回归正常社会生活,同时可以预防心血管疾病的再次发生。

Q: 冠心病植入支架后还需要心脏康复吗?

冠心病是多重危险因素综合作用的结果,既包括不可改变的因素如年龄和性别,也包括可以改变的因素如血脂异常、高血压、糖尿病、肥胖和吸烟等,故心脏支架仅仅是治疗的开始,而不是治疗的结束,支架治疗可短时间内减轻患者心绞痛症状,对于整个生命周期而言,患者需要一整套的综合治疗包括药物、运动、心理、饮食及健康的生活方式指导,并进行具体的方案执行,这样才会使患者真正获益。

Q: 哪些患者不适合心脏康复治疗？

1. 静息即可发作胸痛或胸痛发作频繁的心绞痛患者。

2. 血压控制不良的高血压患者，安静时收缩压＞ 200 mmHg 或舒张压＞ 110 mmHg、直立后血压下降＞ 20 mmHg 并伴有头晕、头痛、眩晕、恶心、呕吐等症状者。

3. 重度主动脉瓣狭窄。

4. 急性全身疾病或发热。

5. 未控制好的严重房性或室性心律失常。

6. 未控制好的窦性心动过速（HR ＞ 120 次 / 分）。

7. 未控制好的心力衰竭。

8. Ⅲ度房室传导阻滞且未植入起搏器。

9. 活动性心包炎或心肌炎。

10. 血栓性静脉炎、近期血栓栓塞。

11. 安静时心电图有明显缺血改变。

12. 严重的运动系统疾病或代谢性疾病，如急性甲状腺炎、低血钾、高血钾或血容量不足。

Q: 心脏康复治疗包括哪些内容？

1. 全面系统的评估：评估是实施心脏康复的前提和基础。有了全面的包括心理、睡眠、生活方式、体能、疾病等情况的评估，才能有效地制定出有针对性的治疗方案。

2. 合理用药：根据心血管疾病用药指南，合理、正确地服用药物，以更有效地控制心血管疾病的发生。

3. 改变不健康的生活方式：主要包括戒烟限酒、合理饮食和科学运动。

4. 情绪和睡眠管理：关注心血管疾病患者的精神心理状态和睡眠质量，其如果出现异常情况，对患者的生活质量和心血管预后会产生一些不良影响。

5. 改变不健康的生活方式：对于心血管疾病患者，要发挥其主观能动性，让其认识到平时那些不正确的生活方式及其对心血管的危害，指导患者学会自我管理、自我约束，以达到心脏康复的终极目标。

指导患者正确的人生观、价值观，帮助其排忧解难，提高生活质量，使其早日回归社会、回归生活，从而拥有更好的、更健康的生活。

Q: 年龄会成为心脏康复的障碍吗？

不会，心脏康复不仅仅是疾病治疗稳定期的综合方案，可减少疾病的发作，减慢疾病的进展，更是预防再次发生心血管事件的重要组成部分。心脏康复对于中年人，老年人，以及现在越来越多的年轻患者，都是提高身心能力的非常重要且必要的内容，因此，如何能够早期进行心脏康复理论和技术的学习和掌握，是每个心血管病患者都值得关注的。

Q: 心肌梗死后为什么要尽早接受 I 期心脏康复？

就是为了早点抓住机会，早点开始更好的恢复；是为了更好的生活质量，为了生活得更安心、更放心。心肌梗死的患者也可以恢复到正常人的水平，可以享受正常的生活。

目前的治疗非常有限，心肌梗死后在使用最好的药物治疗情况下，发生心力衰竭的风险仍高达 20% ～ 50%，即心脏受伤之后就没劲了，就"罢工"了。此外由于心肌梗死后左心室发生重构，心脏就会如同一个气球上长了一个瘢痕一样，心脏功能受损，甚至破裂。

此外大部分患者心肌梗死后不知道该怎么去活动，哪些能动，哪些不能动。出门活动的话会不会对心脏不好等，这都是心肌梗死后患者常遇见的问题。长此以往，患者不仅体力活动下降，还会出现焦虑、抑郁等心理问题。

那么，心肌梗死后应该如何做呢？心力衰竭和室壁瘤是否不可避免呢？目前发现，调整二级预防药物实现最佳治疗，结合科学的心脏康复运动治疗，可以最大程度预防或逆转左室重构和室壁瘤，降低心力衰竭发病风险；可以使患者的心脏功能达到最佳状态，提高生活质量和将心脏病事件再发的风险降低到最小。

Q: 心肌梗死患者住院期间需要一直卧床吗？

当然不是啊！生命在于运动！无论是健康人还是生病的人，都应该视情况选择合适的运动。因此，心肌梗死的、放支架的患者也都需要运动。哪怕是在住院期间，也不是一直躺着，也是需要活动的。

早在一个多世纪前，人们就否定了心脏疾病患者需要绝对卧床这个错误认知。研究发现：每天步行或骑自行车至少 20 分钟的人，与少于 20 分钟活动者相比，可以减少 20% 的心衰概率。

如今美国心脏病学会也向大众发出了"每周适度运动 150 分钟"的建议。由此可见，适当运动确实有益于心血管健康。

在住院期间，运动康复要在心电和血压监护下进行，根据病情严重程度确定下床时间。病情轻微的 24 小时后即可室内走动，严重的需要先静养 4～5 天，甚至更长时间。选择院内活动以轻便为主，如散步。哪怕是对于没有下地的患者也可以视情况，进行踝泵、呼吸训练及翻身坐起等适应性训练，减少患者住院时间，加速体力的恢复。

Q: 心肌梗死患者何时可以恢复各种日常生活？

具体的恢复时间是不确定的，因为每个人的体质及发病程度、发病的情况都是不一样的。所以每一个人心肌梗死后能承受的活动范围及运动力度可能有差别，不能操之过急，亦不能不开展适度的活动，具体都需要遵医嘱进行。

一般情况，心肌梗死后 4～6 个月可以恢复比较轻的工作。

那么具体怎么做呢？

患者需要改变饮食方式。建议少食多餐，营养均衡，不要吃太多，也不要吃太少，切忌大鱼大肉。

改变不良生活习惯。戒烟，戒酒，改善睡眠。

按时服药，切勿自行停药。心肌梗死急性期大概 2 周，这 2 周是比较危险的，度过危险期后还有漫长的恢复过程，期间认真按时服药十分重要。

此外，家属要转变"过度保护"思维，将心肌梗死患者当成正常人对待；其次，家属要充分了解医生的康复处方，监督患者配合执行；最后，家属应当鼓励患者遵照医嘱坚持服药、适当运动。

Q: 心脏开胸术前为什么接受预康复？

为了帮助患者少住院、少花钱、减少术后并发症。对于一些体力比较弱的患者，预康复更可以帮助他们早些进行手术。

在心脏外科，开胸手术在胸口会有一个 20 厘米左右的伤口，对人的创伤大。同时由于肺脏就在心脏两旁，做手术的时候为了看得更清楚经常挤压肺叶来扩大手术视野。这样就会使肺脏容易出现炎症，反射性地引起痰液增多，时间长了就会导致肺炎的发生。并且术后会有出血和多余的气体在胸腔里面也限制了肺的打开，不可避免地造成呼吸功能下降，术后患者有经常叹气、一活动就会心率增加等不舒服的症状。心脏开胸术前接受呼吸训练和咳嗽训练，不仅可以改善通气功能，还能同时掌握术后排痰技巧，对降低术后肺内感染很有帮助。所以在实际临床工作中，术后对于呼吸系统的并发症也需要格外关注，这也是预康复的主要内容。

有研究表明，术前参与心脏康复，可减少术后出现肺部并发症的风险；缩短患者术后的拔管时间，同时术前呼吸肌训练可减少平均住院时间 2.1 天。

再者，术前介入康复可以帮助缓解患者的手术焦虑。术前良好的康复宣教，可以帮助患者了解和参与康复，激发患者自我管理和康复意愿，增强患者的康复信心。

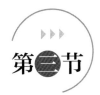

第三节

医学运动处方

Q: 什么是医学运动处方？

处方大家一定都不陌生，处方单上有用药的剂量、用药的时间及用药的次数。医学运动处方就是指医生用处方的形式明确慢性病患者的运动内容（怎么运动，有哪些动作）、运动强度（需要用多大的力量）、运动时间及频率（运动的次数），并指出运动中的注意事项，以达到科学地、有计划地进行康复治疗或预防健身的目的。医生在开具运动处方前，会根据每位患者的个人情况，包括年龄、性别、健康状况、身体素质，以及心血管、运动器官的功能状况，做一个初步的评估，排除运动过程中可能发生的风险，患者根据处方要求进行具体的执行操作，这样定期进行调整，逐渐提高自身的心功能和整体身体能力。

Q: 心脏病患者的运动处方包括什么？

心脏病患者的运动处方包括 6 方面内容：运动种类、运动强度、运动频率、运动时间、运动进度及注意事项。运动处方必须是在保证患者安全的情况下，结合患者自身的心血管疾病状态、基础疾病及体力状况，并考虑患者的年龄、运动喜好、文化水平、运动及生活环境，在专业心脏康复医生评估及指导下指定的科学运动处方。通过科学的运动，可以使心脏病患者提高生活质量，增加自信心，减少再住院风险，改善远期预后等。

Q: 心脏病患者为什么接受医学运动处方？

医学运动处方目前已经在临床上获得了广泛的认可，对于心血管疾病患者而言，不仅可以提高心脏功能，同时还可以提高呼吸系统的能力，包括通气功能和换气功能，以及心肺的弥散能力；其次，对于外周肌肉能力下降的患者而言，也可以提升患者外周骨骼肌的能力。同时，对于人体神经系统的整体支配功能，即身体层面和心理层面均有益处，如可以改善患者的自主神经功能，改善失眠，改善焦虑、抑郁等不良情绪状态。总的来说，医学运动处方，不仅仅对单一心血管系统或者单一运动系统有好处，而且是对人体整体能力的提升，最终可以帮助患者尽快提高生活质量，回归美好的生活体验。

Q: 什么是心脏储备功能？

心脏储备功能，通俗来说，就是我们的心脏能够向身体外周射血的能力，如果患者的心脏能力强，身体能力就好，如果患者心脏能力弱，身体能力就差。我们经常会听见患者说，医生，我怎么总是感觉没劲，容易疲劳，心跳快，这其实就是心脏储备功能差的表现。这就好比蓄电池，我们只有长期给自己充电，才有能力去用它，也就是说身体得养练结合，这样才能使我们的身体长期处在一个比较好的状态，我们才能去做我们想做的事情。

Q: 如何提高心脏储备功能?

提高心脏储备功能的方法有：患者应该规律进行运动，积极进行有氧运动。规律运动能够锻炼和改善心脏的功能，同时能够增加肺活量，增加心脏的供血功能和射血能力。

如何提升我们身体的有氧代谢能力呢？接下来，我们就需要提升人体的呼吸功能，对于患者而言，可以进行传统的运动如太极拳、站桩，当然也可以进行呼吸操的训练。除此之外，我们还需要注意睡眠的调整，好的睡眠对于心脏功能的恢复大有裨益。在这里，我们要强调，运动的时候身心合一，人体的治疗效果才会最佳，也会更快地提高我们的心脏储备功能。

Q: 规律运动对心脏有什么好处?

1. 规律运动可以增加心肺储备功能，增强机体抗病能力和自愈力。

2. 规律运动可以稳定斑块，甚至逆转斑块，作用不亚于他汀类药物，还可以促进冠状动脉血管侧支循环形成，实现自身血管搭桥，治疗难治性心肌缺血。

3. 规律运动可以改善心脏功能，提高心脏射血分数，降低因心力衰竭反复住院风险，降低全因死亡风险和心血管事件风险。

4. 规律运动可以调节血脂，尤其是降低甘油三酯，升高高密度脂蛋白（对血管有保护作用的脂蛋白）。

5. 规律运动可稳定情绪，改善睡眠，调节血压和心率，使过高的血压和心率下降。

6. 规律运动可增加胰岛素的敏感性，是有效的降糖治疗手段。

7. 规律运动可减少血小板聚集，增加纤溶性，降低心肌梗死和脑卒中的风险。

Q: 高血压患者可以通过运动改善吗？

高血压是我国最常见的慢性疾病之一，近年来高血压的患病率仍呈升高趋势，我国高血压患者的知晓率、治疗率和控制率（粗率）近年来有明显提高，但总体仍处于较低的水平，如果不能有效控制血压，还会诱发心脏病、脑卒中、高血压肾病等甚至死亡。而高钠、低钾膳食，超重和肥胖是我国人群重要的高血压危险因素。目前临床上治疗高血压主要有 3 种方法：一是药物治疗；二是饮食治疗；三是运动治疗。除了规律的药物治疗及合理的饮食治疗外，运动可以锻炼机体的血压调节功能，同时也可以改善动脉硬化的情况，有利于改善血压水平。有研究发现，高血压患者定期锻炼可降低心血管死亡和全因死亡风险，因此，建议非高血压人群（为了降低高血压发生风险）或高血压患者（为了降低血压），在血压控制平稳后，除日常生活的活动外，运动时间每周 4 ~ 7 次，每天累计 30 ~ 60 分钟的中等强度运动（如步行、慢跑、骑自行车、游泳等）。运动形式可采取有氧、抗阻和伸展等。以有氧运动为主，无氧运动作为补充。运动强度因人而异，在进行运动前，高血压患者应做好心血管风险筛查及评估，轻、中度高血压患者，可以选择适合自己的运动方式和强度，以一名 60 岁的高血压患者为例，目标是将血压控制在 130/80 mmHg 以下，可以选择慢跑、骑自行车和游泳等有氧运动，保持中等强度运动即可，运动时间每周 4 ～ 7 次，每次 30 ～ 60 分钟，运动最大心率为 220- 年龄，那么该患者运动最大心率就是 220-60=160 次 / 分，中等强度运动要求运动心率为最大心率的 60% ～ 70%，则中等强度运动即为运动时心率在 96 ～ 112 次 / 分。如果运动过程中出现了胸闷、气短或疲劳等症状，应立刻停止活动，直到症状消失。但是也不是所有的高血压患者都适合运动，对于血压超过 180/110 mmHg、有高血压危象急症或合并心衰、不稳定型心绞痛，以及运动时血压波动较大的患者，则不建议剧烈运动。

Q: 心肌梗死后可以运动吗？

什么叫心肌梗死？心肌梗死是指给心脏供血的冠状动脉发生阻塞。此时，由该动脉供血的心脏组织会受到损伤。

心肌梗死这么可怕是不是就不能运动了？别说剧烈活动了，平时简单的活动我都不敢做了，是不是就只是躺着就可以了……

很多患者在得了心肌梗死之后就开始恐慌，担心自己以后会不会再次发作，担心它还会像一颗定时炸弹一样，某一天在身体内爆发，有的患者甚至会焦虑、抑郁，更有甚者会问医生，自己还能活多少年？患者出现这种焦虑情绪属于正常的反应，但是除了吃药外，心脏功能的锻炼更是要关注。欧美国家心脏康复发展早于我们国家，他们之前的大量研究证明，心肌梗死在药物治疗基础上，在医生的指导下早期开始运动治疗可以明显改善心脏功能，促进心脏功能恢复，让患者更好地回归到日常生活和工作中，所以心肌梗死患者是可以运动的，但是需要掌握好运动的强度和时间及运动的类型。

Q: 心肌梗死后什么时候可以运动？

心肌梗死后患者的运动要特别注意，既不能强度太高，例如某些人天天在健身房里进行高强度训练，但是又不能太轻松，起不到心脏康复的效果。如果没有进行及时的康复锻炼，远期风险就较大，风险主要是心衰，也就是心血管疾病的终末状态。目前有研究明确证实，心肌梗死后早期运动可以降低远期发生心力衰竭的风险。多数心肌梗死患者出院 7 天后，经过医生评估运动风险并给予个体化运动指导，就可以开始运动康复治疗了。

Q: 心肌梗死后如何运动既有效又安全？

心肌梗死的运动康复治疗方案和心衰类似，但因发病年龄和发病前身体状态不同，强度更加因人而异。建议运动时戴上心率表，我们一般先给患者进行心肺运动试验的评估，根据评估的结果找到适合患者的有氧运动的强度，然后给患者制定个性化的运动处方。

首先讲一下有氧运动，有氧运动可以保持关节和肌肉的运动，它涉及大肌肉群并改善血液循环和耐力，它也是有节奏的，我们一般指导患者先从有氧步行训练开始。如果对于一个之前没有任何运动习惯的人来说，步行可从每天 15 分钟开始，其中 5 分钟加快步速步行，使运动时心率在无氧阈水平以下十个水平，但是我们一般会设置一个范围，前后各 5 分钟慢走，以后每周将每天的快步走时间增加 5 分钟，至每天一次快步走时间 30 分钟，大约 1 个半月时间能够达到上述目标。

当然运动之前需要做一些拉伸活动，让我们的身体预热，可以减少运动损伤的发生。运动前伸展运动可以使肌肉热身并防止受伤。伸展运动还可以提高您的灵活性、平衡性、协调性，扩大运动范围，需要注意的是，运动前后的拉伸都不要强迫肌肉或关节进入疼痛状态，伸展运动应该是您日常锻炼中热身和放松的一部分。

如果您不敢运动，不仅运动能力会越来越差，更影响心脏功能恢复，增加再次发病风险。及时、规范的运动康复，配合其他康复手段，能让心肌梗死患者的活动能力恢复到心肌梗死发作前的状态。不夸张地说，如果一位足球运动员发生心肌梗死，在药物治疗的基础上，通过半年左右的运动康复，还可以回到足球场上参加比赛。普通患者心肌梗死后，康复效果也很明显。

Q: 心力衰竭患者还能运动吗？

心力衰竭是一种心脏泵血困难的疾病，这可能意味着心脏无法将足够的血液泵出到身体或者心脏没有充满足够的血液。对于一些心力衰竭患者，血液可能会回流到肺部，小腿也可能水肿。心力衰竭通常是一种长期慢性疾病。心力衰竭是心脏功能终末期状态，不仅运动耐力和生活质量下降，而且反复再住院风险和死亡风险明显升高。大量的心脏康复研究显示，收缩性心力衰竭患者通过运动训练可以提高心脏功能、提高生活质量及降低再住院率、改善临床预后；所有心力衰竭患者，无论是否植入心脏复律除颤器或接受心脏再同步化治疗，都需要一个全面的运动康复计划。运动康复应该尽可能在患者入院后病情稳定时即开始启动，可以使住院期间心力衰竭急性失代偿和采取干预措施的时间均缩短。院外运动康复对于改善心力衰竭患者的远期预后非常重要，这些措施在心血管门诊或社区门诊均可提供，所以心衰患者是可以运动的。

Q: 心力衰竭患者如何运动安全有效?

心衰患者只要晚上睡觉平躺时不觉得憋气、平时活动不感觉很气短，经过医生心肺运动试验评估恢复到 NYHA 心功能 Ⅱ 级时，一般就可以开始运动康复，包括步行和力量两部分。步行训练从每天 5 分钟开始，根据具体情况逐渐增至每天 30 分钟，强调步行训练前后一定要进行各 5 ～ 10 分钟的慢速步行，每天合计步行 30 ～ 60 分钟，每周以 5 ～ 7 天为宜。

坚持步行训练对改善心肺功能起到 50% 的作用，如果要进一步改善体能和心功能，还需要有一定强度的力量训练。很多心衰患者感觉无力、乏力，不是因为心脏射血力量下降，而是因为外周肌肉能量代谢下降、失用性萎缩，通过力量练习可以增加外周肌肉能量代谢能力，并增加肌肉力量。

力量训练又分为上肢、躯干和下肢的训练。上肢可通过举哑铃或矿泉水瓶进行。经过医生评估后，患者可从托举装有 500 毫升矿泉水的塑料瓶或 1 千克的小哑铃开始，每周 2 ～ 3 次（或隔天一次），刚开始时每次举 5 下，托举的重量和次数可遵医嘱逐渐增加，以可以耐受（做完运动后略有气短，不是非常用力）为准。下半身的力量训练可通过简单的靠墙蹲马步完成，从每次

5 秒开始，每周 3 次，每周增加时间 3 ～ 5 秒 / 次，逐渐增加至 2 ～ 3 分 / 次，如不能完成，也可坐位交替抬高下肢 5 次 / 日起。需要强调的是，心衰患者做力量练习时要注意呼吸方式，一定要"用力时呼气"，降低因屏气造成的胸腔内压增加。建议心衰患者学习太极拳，如果做到位，能够坚持，这对心衰患者是一项非常好的运动形式。

Q: 运动不良引起哪些运动风险？

人们常说"生命在于运动"，但有些运动爱好者寿命却不如运动少的人长，甚至死于运动。所以在谈论运动的好处时，不能回避运动不当所带来的害处。

运动不良会引起以下风险。

1. 血压波动：不合理的运动可引起血压不恰当的升高，继而引起心、脑、肾损害，运动停止后可能出现体位性低血压，当收缩压＞ 180 mmHg 时，应停止运动。

2. 血糖波动：如果运动强度过大或运动时间过长，会引起血糖升高，继而增加胰岛素敏感性，促进身体对糖的吸收，引起低血糖。

3. 心脑血管意外：长时间的运动，机体会分泌一种有麻醉作用的类鸦片物质——因多芬，它使心脏病患者感知不到胸痛，故可能出现晕倒或猝死，过量运动增加心脏负担，使血浆容量减少和血管收缩，可诱发心绞痛、心肌梗死、心律失常、短暂性脑缺血发作、脑血管意外等，老年患者还易出现肌肉骨骼损伤、骨折、关节肿胀、摔伤等风险。

Q: 如何评估心脏病患者的运动风险？

对于长期患有冠心病的患者，初次进行运动需咨询医生，需根据疾病风险评估运动强度。如果锻炼时出现心悸、不寻常的呼吸急促或胸部不适，就应该减少运动量，并及时看医生。如果曾有运动性或遗传性心律失常、先天性结构性心脏病、肥厚型心肌病、冠脉解剖异常等情况，需及时给医生提供上述信息，或医生通过查体（体适能评估等）及相关检查（心电图、心脏彩超、运动负荷试验等）化验（血常规、肝功能、肾功能等）进行评估筛查。

Q: 冠心病患者植入支架后能运动吗？

"运动康复会不会让支架脱落？"有些患者在冠脉植入支架后会有上述疑问。因担心支架会随着运动在血管里移动，患者不敢运动，不敢社交，不敢旅游，甚至出现焦虑抑郁症状。其实大可不必担忧，支架顺着导丝到达严重病变处，经过球囊扩张，会牢牢地贴附在血管内壁，并逐渐内膜化，和血管合为一体。植入支架只是冠心病治疗万里长征第一步，只是解决了紧急要命的"掐脖子"病变，并不代表疾病根治，所以植入支架后除了规律服用冠心病二级预防药物，改善不良生活方式，还应该重视运动康复治疗，但这也要分情况，需经医生进一步评估有无心肌缺血，再决定是否可以运动。运动项目建议有氧运动（步行、慢跑、游泳等）、抗阻运动（提踵、哑铃等），运动时间一般每次30分钟，每周 3 ～ 5 次，具体个体化的运动处方需要找专业的心血管医生通过详细评估后制定。

Q: 冠脉搭桥术后患者适合做哪些运动?

当冠脉存在左主干病变或严重三支病变,或介入(支架和球囊扩张)治疗失败等情况时,为缓解心肌缺血,改善生活质量,医生会建议患者冠脉搭桥(CABG)治疗。CABG 术后运动康复分两个阶段。

第一阶段术后早期:被动活动(心率在原有基础上增加不超过 20 次 / 分)逐渐过渡到主动活动、离床。取大隐静脉作为桥血管者:及时抬高取血管的下肢。取胸廓内动脉及桡动脉作为桥血管者:应避免上肢的剧烈活动。可进行手指关节、腕关节及肘关节的活动,避免长期制动。

第二阶段恢复期:如无禁忌证,大多数患者可在出院后 1 ~ 3 周内开始有医生参与、心电监护下的门诊运动康复,一般每周 3 次,持续 36 次或更长时间。术后 6 ~ 8 周行心肺运动试验,有氧运动(步行等)是基础,抗阻训练(术后至少 5 周再进行,如弹力带、器械)、柔韧性训练和平衡训练是有效补充。

Q: 下肢血管闭塞症跛行患者如何运动?

下肢动脉硬化闭塞症(PAD)是由于下肢动脉粥样硬化斑块形成,引起下肢动脉狭窄、闭塞,进而导致肢体慢性缺血的病症。运动锻炼包括:进行步行锻炼,每周行走 3 次以上,最初走 3 ~ 5 分钟,可能出现轻度疼痛,继续行走至中、重度疼痛,休息至疼痛缓解,缓解后继续行走,重复上述至 30 ~ 35 分钟,逐渐延长至 50 ~ 60 分钟。

传统运动站桩、太极等都有益于血液循环，又不过度增加心脏负担，是值得提倡的体育运动。

伯格运动，适用于基本上不能行走的动脉硬化闭塞症患者，可在床上锻炼。具体方法：先让患肢抬高 2 ～ 3 分钟，后下垂于床沿 3 ～ 5 分钟，再半卧 2 ～ 3 分钟，如此重复练习 5 ～ 10 次，每日 3 次，可以配合足部的旋转和屈伸运动。

Q: 长期卧床对心血管病患者产生哪些危害？

长期卧床对心血管疾病患者危害可不小。

1. 长期卧床的患者可发生直立性低血压，就是由卧位转为直立时血压明显下降。表现在突然站起来的时候，出现头晕、乏力，严重者可能出现黑蒙，甚至更严重者可能出现晕厥的症状。

2. 心血管疾病患者长期卧床会导致血容量减少，可使心室充盈量下降，心脏每搏输出量减少、心功能下降、氧运载和使用也要下降。简单来说，就是长期卧床之后，血管里面血液少了，心脏也不会那么用力地做功了，所以身体里面的氧气也就少了。人体功能也就开始退化，特别是心肺功能降低等。

3. 卧床之后机体不需要高速工作，血液流动速度也就减慢了，血液也会变得黏稠，使心绞痛、下肢深静脉血栓等发生概率明显增加。

4. 卧床容易让肌肉发生粘连，导致关节活动障碍或肌肉萎缩，此外卧床还会使机体失去重力的作用，骨质流失增加，导致骨质疏松的发生。

许多患者担心体力活动会加重心脏损害，其实，吃饭、洗脸、刷牙、穿衣、缓慢步行等活动的能量消耗比卧床只多出20%～50%，而科学、适量的运动对心理和精神状态的调节作用，则是被动卧床休息和单纯药物治疗所无法代替的。所以一定在医生或专业人员的指导下动起来。

Q: 什么是有氧运动?

有氧运动是指我们人体在运动过程中主要通过有氧代谢提供运动中所需能量的运动方式，即在运动过程中，人体摄入的氧气与氧气的需求相当，通过心肺和代谢系统，为人体运动提供能量，生活中我们常见的有氧运动有步行、太极拳、游泳、骑车、舞蹈、某些球类等。

Q: 什么是抗阻运动?

抗阻运动主要是指运动时肌肉对抗阻力的一种运动形式，通常为肌肉通过反复多次重复同一动作的运动形式表现出来，这种运动方式可以改善肌肉的力量、持久度和体积，也可以增加基础代谢率，进行抗阻运动时主要通过无氧代谢提供能量。运动时的阻力既可以为抵抗自身阻力，如俯卧撑、仰卧起坐、蹲马步、引体向上等，也可以是来自外部力量或者是器械等，如举哑铃/杠铃、握力器、弹力带等。

Q: 什么情况下应该停止运动?

一般情况下，当我们运动时出现以下两种情况需要立即停止运动，一种是当我们在运动过程中出现胸闷、胸痛、头昏目眩、过度劳累、气短、大汗、恶心呕吐及脉搏不规则等，应立刻停止运动。停止运动后若上述症状仍持续，特别是停止运动 5 ～ 6 分钟后，心率仍增加，应继续严密观察，必要时尽快就医诊治。另一种情况是，运动中感到有关节或肌肉疼痛，特别是疼痛性质较为剧烈时，可能此时就存在骨骼、肌肉损伤的情况，也应立即停止运动。

Q: 什么是心肺运动负荷试验？

心肺运动负荷试验是在递增的运动负荷试验中，通过测定人体在静息、运动及恢复阶段的耗氧量、二氧化碳排出量和通气量，以及血压、血氧、心电图和受试者运动时出现的症状等，全面客观地综合评价人体呼吸系统、心血管系统、神经生理、骨骼肌系统及代谢系统的整体反应，目的是为了说明在不同负荷水平下进行活动时发生的病理生理性变化。心肺运动负荷试验可以将心肺储备功能及心肺损伤程度进行精确量化，可以用于心脏康复的评估同时又是评估运动康复疗效的客观综合性指标。

Q: 什么是无氧阈？

无氧阈是机体在进行有氧运动和无氧运动中间的一个临界值。这个值通过心肺运动试验即可测出。运动从小剂量开始时，机体进行有氧代谢，通过对氧的运输和摄入，为肌肉提供能量，此时机体摄入的氧气多于呼出的二氧化碳，当运动负荷增加到一定程度时，机体由有氧运动转换到无氧运动，此时不依靠氧给肌肉供能，无氧代谢产生乳酸，乳酸又通过一系列的反应使二氧化碳生成增加，导致通气过度增加，使呼出的二氧化碳多于摄入的氧气。超过无氧阈运动时，交感神经活性增加，乳酸堆积，代谢紊乱，体内酸碱失衡，发生心脏骤停和肌肉损伤的风险显著增加。

Q: 什么是峰值摄氧量？

峰值摄氧量即运动中获得的最大的摄氧量。心肺运动试验初期，随着运动负荷增加，摄氧量随之增加，给肌肉供能，当负荷增加到一定程度时，耗氧量便会出现一个平台，不再随着负荷的增加而提高。峰值摄氧量在 15 ～ 30 岁达高峰，随年龄的增加而下降，女性的摄氧量低于男性。峰值摄氧量反映人体最大的有氧代谢和心肺储备能力，是评价有氧运动能力的金标准。峰值摄氧量主要由 3 个方面决定：①心脏泵血和运输氧的能力；②肺脏气体交换的能力；③骨骼肌的代谢能力。凡是能增加以上 3 个方面能力的方法，均能够提高峰值摄氧量。

Q: 心肺运动试验评估有什么价值？

心肺运动试验是在递增的运动负荷过程中，监测人体静息、运动及恢复阶段的耗氧量、二氧化碳排出量、通气量，血压、血氧、心电图和受试者运动时出现的症状，能够全面地评估人体呼吸、心血管、血液、神经、骨骼肌及代谢系统的整体反应。心肺运动试验是心肺评估的金标准，量化心肺储备功能和心肺受损程度，更精确地了解自我身体情况。其还可以作为胸腹外科手术术前评估及预后的预测，对心血管疾病患者进行危险分层，评定患者有氧耐力，指导心脏运动康复。心肺运动试验是心脏运动康复计划开始和结束时进行评估最重要的部分，可以为日常运动过程中提供一些数据：心肺的储备功能，运动时血压、血氧、心率的变化，有无心肌缺血，运动是否可以诱发或者加重心律失常，以及有氧运动时目标心率的计算。更重要的是，很多患者通过心肺运动试验认识到其实际心脏功能比预计的好，为患者及家属提供重要的心理支持，利于改善生活质量，有助于更新运动处方强度，使心脏康复获益程度增加。

第四节

戒烟与饮食改善

Q: 心脏病患者为什么需要戒烟?

烟草烟雾中含 250 多种有毒有害物质,其中 60 多种具有致癌性,比如我们常见的尼古丁、一氧化碳、氧自由基、多环芳香烃与心血管损害直接相关。吸烟导致血脂异常,胰岛素抵抗使血糖异常,血管内皮功能受损,更容易形成血栓,导致血管狭窄,吸烟还可导致血管痉挛,使本来就狭窄的血管进一步加重。即使冠心病患者放完支架后,如果继续吸烟,也可以导致晚期支架内血栓形成,血管再次发生狭窄甚至闭塞,猝死风险极高。戒烟改善动脉血管顺应性,改善血管内皮功能,减少斑块的形成,降低动脉粥样硬化程度,降低心血管意外的发生,降低远期死亡率。有研究报道,戒烟的益处高于任何一项其他预防措施。不仅心脏病患者需要戒烟,任何人都需要戒烟,也不应该使自己暴露在烟草环境中,我们可以从戒烟中获得很多益处,预防脑卒中,减少间歇性跛行的发生率,降低主动脉瘤的形成。

Q: 心脏病患者如何使用戒烟药物?

对于吸烟的患者,询问吸烟年限、吸烟量、戒烟意愿,评估烟草依赖程度，并明确诊断是否存在"尼古丁依赖综合征"。药物结合干预疗法会提高戒烟成功率。一线戒烟药物包括尼古丁替代治疗（NRT）相关制剂、安非他酮和伐尼克兰。

尼古丁替代治疗相关制剂：包括尼古丁贴片、咀嚼剂、吸入剂、鼻喷剂和舌下含片，效果相差无几。每天 8 ～ 12 片合适剂量的咀嚼胶，每天最大剂量不超过 24 片。一个疗程至少 3 个月，然后逐渐减量，当每天只需 1 ～ 2 片咀嚼胶时，疗程便可结束，不主张使用尼古丁咀嚼胶超过 1 年。咀嚼胶必须在餐后或饮用酸性饮料 15 分钟后使用。

安非他酮：在确定戒烟日前 1 周开始服用，前 3 天每日 1 次，每次 150 mg，后 4 天剂量不变但改为每日 2 次，两次服药间隔时间不少于 8 小时，晚上忌用，从第 2 周至治疗结束又恢复前 3 天的用法，为期 7 ～ 12 周。

伐尼克兰：患者应设定戒烟日期并在此日期前 1 ～ 2 周开始服用本品。第 1 ～ 3 日：0.5 mg，每日 1 次（白色片）；第 4 ～ 7 日：0.5 mg，每日 2 次（白色片）；第 8 日治疗结束：1 mg，每日 2 次（淡蓝色片）。治疗疗程为 12 周。

ⓠ 对心血管有益的饮食原则有哪些？

1. 优化能量摄入和消耗以达到和保持健康体重。持续保持健康体重是减少心血管疾病风险的一个重要组成部分。过去 30 年来，能量摄入增加加上久坐的生活方式使得人们的健康受到了一些影响。健康的饮食模式加上每周至少 150 分钟的中等体育活动有助于优化能量平衡。能量需求受到年龄、锻炼情况、性别和体型的影响。即使是健康食品，摄入量过多也会导致体重增加。重点是采用健康饮食模式，同时控制摄入量和能量平衡，这对降低体重过快增长和心血管疾病风险至关重要。

2. 摄入丰富的水果和蔬菜。来自观察性研究的大量一致性证据表明，富含水果和蔬菜的饮食模式与心血管疾病风险降低相关。通常来讲，颜色深的水果和蔬菜（例如绿叶蔬菜）比颜色浅的水果和蔬菜的营养密度更高。完整的水果和蔬菜比相应的果汁和菜汁能提供更多的膳食纤维和饱腹感，因此，大多数水果和蔬菜应该完整摄入，而不是作为果汁和菜汁饮用。

3. 选择全谷物，而不是精制谷物。用全谷物替代精制谷物与冠心病风险降低相关。全谷物对通便和肠道微生物群的有益影响也有过报道。随机化干预研究表明，摄入全谷物可以改善心血管风险因素。

4. 选择健康的蛋白质。来自植物蛋白，大豆（包括毛豆和豆腐）、豌豆、扁豆、鹰嘴豆和其他豆类是常见的豆类类型。这些植物性食物不仅含有丰富的蛋白质，而且也是纤维的良好来源。经常食用鱼类和海鲜，含有鱼类和海产品的饮食模式与心血管疾病风险降低相关。对前瞻性观察性研究的系统综述表明，与较低的鱼类摄入量相比，每周吃 2～3 份鱼，与全因死亡率、心血管疾病、心肌梗死、卒中和心力衰竭的发生率降低相关。鱼和海产品的制作方法很重要，油炸形式无获益。

5. 摄入低脂或无脂乳制品，取代全脂乳制品。选择瘦肉，避免加工肉类。用液体植物油，取代热带油（椰子、棕榈和棕榈仁）和动物脂肪（黄油和猪油）。大量的证据表明，饮食中的不饱和脂肪（多不饱和脂肪和单不饱和脂肪）对心脏有好处，特别是当它们取代饱和脂肪和反式脂肪时。不饱和脂肪的心脏保护作用，包括降低低密度脂蛋白胆固醇浓度和心血管疾病风险，多不饱和脂肪要比单不饱和脂肪强一些。这两大类不饱和脂肪酸的差异可能部分与主要食物来源有关。多不饱和脂肪主要来自植物油，而单不饱和脂肪可来自肉类脂肪和植物油。降低低密度脂蛋白胆固醇浓度的饮食和药物可减缓动脉粥样硬化的进展，并与心血管疾病风险显著降低相关。单不饱和脂肪的主要植物来源包括菜籽油和橄榄油，高油酸红花和葵花籽油，以及花生和大多数坚果及其黄油。高脂肪含量的鱼是 ω–3 脂肪酸的一个良好来源。为了实现健康的饮食模式，饱和脂肪和反式脂肪（动物和乳制品脂肪，以及部分氢化脂肪）应被液体植物油所取代。

6. 多选择轻加工食品。许多超加工食品令人担忧，因为与不利的健康结果相关，包括超重和肥胖、心脑血管疾病（2 型糖尿病、心血管疾病）和全因死亡率。

7. 少喝添加糖的饮料和食物。添加糖指的是在准备或加工过程中添加到食品或饮料中的任何糖类。常见的添加糖类包括葡萄糖、右旋糖、蔗糖、玉米糖浆、蜂蜜、枫糖浆和浓缩果汁。添加糖类与 2 型糖尿病、心血管疾病和超重风险升高相关。

8. 尽量选择少盐食物。盐（氯化钠）的摄入量与血压之间有直接的正相关关系。随机试验显示，降低盐的摄入量可以降低一般人群和高血压患者的血压，包括那些正接受降压药物治疗的患者，从而改善高血压的预防和控制。

9. 限制饮酒。尽管有研究显示少量饮酒与冠心病和缺血性卒中风险降低相关，但鉴于净健康影响的不确定性，特别是考虑到酒精对许多其他结局（伤害、暴力、消化系统疾病和癌症）的有害影响，美国心脏协会不支持适当饮酒来改善心血管健康。

Q: 反式脂肪酸有哪些危害?

1. 形成血栓：反式脂肪酸会增加人体血液的黏稠度和凝聚力，容易导致血栓的形成，对于血管壁脆弱的老年人来说，危害尤为严重。

2. 影响发育：怀孕期或哺乳期的妇女，过多摄入含有反式脂肪酸的食物会影响胎儿和婴儿的健康。研究发现，胎儿或婴儿可以通过胎盘或乳汁被动摄入反式脂肪酸，他们比成人更容易患上必需脂肪酸缺乏症，影响胎儿和婴儿的生长发育。当反式脂肪酸结合于脑脂质中时，将会对婴幼儿的大脑发育和神经系统发育产生不利影响。

3. 影响中枢神经系统：反式脂肪酸不仅会影响生长发育期的青少年对必需脂肪酸的吸收，还会对青少年中枢神经系统的生长发育造成不良影响。由于反式脂肪酸对可以促进人类记忆力的一种胆固醇具有抵制作用，故到老年时患阿尔茨海默病的比例更大。

4. 影响生育：反式脂肪酸会减少男性荷尔蒙的分泌，对精子的活跃性产生负面影响，中断精子在身体内的反应过程。

5. 容易发胖：反式脂肪酸不容易被人体消化，在腹部积累导致肥胖。喜欢吃薯条等零食的人应提高警惕，油炸食品中的反式脂肪酸会造成明显的脂肪堆积。

Q: 反式脂肪酸主要存在于哪些食物中？

牛羊肉、乳制品、植物性奶油、马铃薯片、沙拉酱、饼干、蛋糕、面包、曲奇饼、雪糕、薯条等中均有。

经高温加热处理的植物油：因植物油在精炼脱臭工艺中通常需要 250 ℃以上高温和 2 小时的加热时间。由于高温及长时间加热，可能产生一定量的反式脂肪酸。一般牛脂中含 2.5% ～ 4%，乳脂中含 5% ～ 9.7%，人造奶油为 7.1% ～ 17.7%，起酥油为 10.3%。

一般来说，口感很香、脆、滑的多油食物就可能使用了部分氢化植物油，富含氢化植物油的食品就可能有反式脂肪酸。如饼干、巧克力派、蛋黄派、布丁蛋糕、糖果、冰淇淋等。还有速食店和西式快餐店的食物也常常使用氢化油脂。现制现售的奶茶尤其要注意，因为它"乳化""滑润"的状态特性需要氢化植物油。

Q: 什么是 DASH 降压饮食？

DASH 是"停止高血压的饮食方法"（Dietary Approaches to Stop Hypertension）的英文首字母缩写。长期以来，研究人员认为个别营养成分会影响血压，例如食物中的钠。以前大家一直认为高钠饮食会导致高血压，但似乎钠对血压的影响是因人而异的。

DASH 饮食包含了 6 大类食物（蔬菜类、水果类、脱脂 / 低脂奶类、蛋白质含量高的食物类、五谷杂粮类、油脂及核果种子类），强调多吃食物的天然滋味，少放盐。各大类食物的比例和可选择的食材简单说明如下。

1. 提倡多进食蔬菜、水果、高蛋白食物，比一般人再多些。

2. 五谷杂粮建议比一般人的饮食略少些，而且尽量选用含麸皮的全谷类（未加工的谷类）。

3. 奶类的量和一般人相当，但最好是使用脱脂产品，因为全脂奶中的脂肪含饱和性脂肪酸太多。

4. 蛋白质丰富的食物以豆制品、鱼肉、家禽、海鲜、虾等白肉为主，少吃红肉（也就是家畜类），蛋（或鱼卵/带壳海鲜）要适量。

5. 核果、种子等坚果类食物每天最好进食一小把（约1汤匙）。

6. 烹饪时尽量不使用动物油脂，而是使用植物油，如葵花子油、橄榄油、红花油、玉米油等都不错。用油量要少，高血压患者或高危险人群应多选择烹饪用油少的菜肴，如凉拌、清蒸、水煮、汤涮的菜肴，油炸食物须少吃或不吃，炒的菜肴一餐一道即可。

Q: 什么是地中海饮食?

地中海饮食（Mediterranean diet），是泛指希腊、西班牙、法国和意大利南部等处于地中海沿岸的南欧各国以蔬菜水果、鱼类、五谷杂粮、豆类和橄榄油为主的饮食风格。研究发现地中海饮食可以减少患心脏病的风险，还可以保护大脑免受血管损伤，降低发生脑卒中和记忆力减退的风险。现也用"地中海饮食"代指有利于健康的且简单、清淡及富含营养的饮食。

1. 以种类丰富的植物食品为基础，包括大量水果、蔬菜、五谷杂粮、豆类、坚果、种子。

2. 对食物的加工尽量简单，并选用当地、应季的新鲜蔬果作为食材，避免微量元素和抗氧化成分的损失。

3. 烹饪时用植物油（含不饱和脂肪酸）代替动物油（含饱和脂肪酸）及各种人造黄油，尤其提倡用橄榄油。

4. 脂肪最多占膳食总能量的 35%，饱和脂肪酸只占不到 7%～8%。

5. 适量吃一些奶酪、酸奶类的乳制品，最好选用低脂或者脱脂的。

6. 每周吃 2 次鱼或者禽类食品（研究显示鱼类营养更好）。

7. 一周吃不多于 7 个鸡蛋，包括各种烹饪方式（也有建议不多于 4 个）。

8. 用新鲜水果代替甜品、甜食、蜂蜜、糕点类食品。

9. 每月最多吃几次红肉，总量不超过 350～450 克（7～9两），而且尽量选用瘦肉。

10. 适量饮用红酒，最好进餐时饮用，避免空腹。男性每天不超过 2 杯，女性不超过 1 杯。

除平衡的膳食结构之外，地中海饮食还强调适量、平衡的原则，健康的生活方式，乐观的生活态度，每天坚持运动。

Q: 心力衰竭患者应该如何饮食？

据有关数据统计，在心力衰竭的患者中，营养不良的比例很高（8%～54%），特别是在急性心力衰竭进展期，发生率高达75%～90%，还有肌肉减少症及恶病质在心力衰竭晚期也非常常见，其中恶病质占 5% ～ 15%。高龄、心功能差、生活质量差和自我管理行为差等都是导致心力衰竭患者发生营养不良的危险因素。

营养不良会增加心力衰竭患者的死亡率，因此心衰的治疗除了药物治疗之外，饮食治疗也很重要。合理的饮食不但可以有效地改善患者的病情，同时还可以减少患者的死亡率。那么对于心衰患者来说，怎样做到合理饮食呢？

1. 平衡钠盐的摄入：应根据病情选用低盐饮食，低盐即烹调时食盐 2 ～ 4 g/d，因此咸菜、酱菜、咸肉、酱油及一切腌制品均应列为禁忌。但是在大量利尿时容易引起低钠血症，会出现全身乏力和进食差，这个时候应适当增加食盐的量以预防低钠综合征。

2. 限制水的摄入：液体管理是减少心衰患者再住院的重中之重，轻、中度症状患者常规限制液体摄入并无益处，尤其是采取低钠饮食时，可不必严格限制进水量，但严重低钠血症患者液体摄入量应＜ 2 L/g，严重心衰患者液体摄入量限制在 1.5 ～ 2.0 L/d。

3. 注意钾的摄入：心衰患者长期治疗需要应用利尿药物，最容易出现钾平衡紊乱，最常遇到的为缺钾，因此宜多食含钾高的食物如蘑菇、橘子、香菇、香蕉、百合、红枣、番木瓜等。

4. 蛋白质不宜过高：心衰患者容易出现恶病质及肌肉减少症，对蛋白质的摄入量不必限制过严，应补充优质蛋白，每天每千克的体重只需要 1 g 蛋白质，也就是 50 ～ 70 g/d，但当心衰严重时，则宜适当减少蛋白质的供给。最适合心衰患者的蛋白质包括奶制品、蛋类、鱼类、豆制品及适量的瘦肉，蛋白粉也是不错的选择。

5.碳水化合物的摄入：按 300 ～ 350 g/d 计算，因其易于消化，在胃中停留时间短，排空快，可减少心脏受胃膨胀的压迫，宜选食含淀粉及多糖类食物，如大米、小麦、燕麦和玉米等，避免薯类、土豆及南瓜。

6.限制脂肪：肥胖者应注意控制脂肪的摄入量，因脂肪产热能高，不利于消化，在胃内停留时间较长，使胃饱胀不适，同时腹部脂肪过多会使横膈上升，压迫心脏感到闷胀不适。

7.补充足够的维生素：心衰患者一般食欲较差，加上低钠饮食缺乏味道，因此膳食应注意富含多种维生素，如新鲜蔬菜、绿叶菜汁、茭白、百合、黄瓜、丝瓜、山楂、鲜枣、柠檬、豆芽、草莓、香蕉、橘子等，必要时应口服补充维生素 B 和维生素 C 等。

8.进食易消化食物：以流质和半流质为好，如大米粥、藕粉、蛋花汤、牛奶、酸奶、细面条、饼干、面包片等。同时少量多餐，三餐加两次点心为宜，夜间有呼吸困难者，宜将晚餐提前，饭后不宜再进食或饮水。

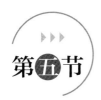

第五节

精神调养

Q: 心血管病患者为什么关注精神心理?

随着生活节奏的加快，精神心理问题已成为当今一个较普遍而重大的社会问题，心理疾病已成为世界第四大疾病，仅次于心、脑血管疾病和肿瘤。

心血管疾病与精神心理疾病关系紧密。对于心血管疾病患者，焦虑抑郁等不良情绪会增加患者不良预后的风险，加重疾病进程，进一步导致患者焦虑抑郁加重，形成一种恶性循环。

焦虑抑郁作为冠心病的不良因素，不仅会导致冠心病的发生，也影响着患者预后。研究表明，冠心病患者合并抑郁的人群远期发生心血管事件的危险度是没有合并抑郁的 2.0 ～ 2.5 倍。另外一项国内研究发现，相比于单纯急性冠脉综合征（ACS）的患者，同时患有焦虑抑郁的患者在未来 1 年内发生非致死性心肌梗死的风险增加 6.33 倍，再住院风险增加 14.08 倍。同时，还发现 ACS 焦虑抑郁的患者有着更高的医疗花费，更差的生活质量（QOL）。

心理问题不止在冠心病中发挥着不好的影响，对其他心脏疾病中的影响也不容忽视。例如，随着心力衰竭的严重程度越高，患者生活质量严重受损，焦虑抑郁的发生率也越高，加重疾病进程。高血压的控制程度也与焦虑抑郁的存在密切相关，有些患者的高血压可能是由情绪方面的问题导致的。心律失常、植入心脏支架及外科手术前后的患者，往往对自身疾病认识不清晰、对症状的出现充满恐慌，对接下来的手术有顾虑、对未来产生担心等问题，这些因素综合起来非常容易合并焦虑或抑郁，导致治疗效果下降，患者生活质量受到影响。

Q: 什么是双心疾病？

　　心血管疾病与心理疾病之间是相互影响的，精神心理问题可以引发或加重心血管疾病，而心血管疾病的发生与进展同样会导致精神心理问题的出现；有时候精神心理问题也可能以心血管方面的躯体症状为表现形式，这就是双心疾病。"心"有两重含义，一是指心脏；二是指心理。简单说，就是心脏与心理之间互相影响。一般常见的双心疾病表现有以下几种类型。

　　1.没有心血管疾病，但自己觉得得了心脏病。这类患者经常感到胸闷、胸痛、憋气、心悸等症状，去心内科就诊后，经检查没有器质性心脏病，或检查结果只是轻度异常，与患者自己描述的症状严重不相符。这类患者往往多见于中青年人，工作压力大，精神高度集中，经常加班熬夜；或是中老年人身边总听到有人因心脏病去世的消息而越发惊恐、忧虑、失眠，自觉得了心脏病，从而反复多次就诊。

　　2.本身患有器质性心脏病，对疾病产生恐慌。这类患者有着心绞痛、心肌梗死、高血压、心衰、心律失常等心血管疾病，在服用药物、支架或者外科搭桥治疗后，患者对自身疾病的发生、发展及预后缺乏认识，导致对疾病和自己的未来充满担心，心血管躯体症状未见缓解甚至加重。在排除了手术及躯体疾病的原因后，还伴有焦虑、抑郁等精神心理和自主神经功能紊乱表现。

3. 还有一些患者心律失常、高血压的症状出现或加重多见于情绪波动或压力增大时，这与日常生活中经历的精神压力有关，可能是精神压力相关性心血管疾病的表现。

4. 因慢性难治性心血管疾病引发精神心理问题。这类患者往往有慢性难治性心血管疾病，患者身体和内心长期受疾病折磨，日常生活状态较差。需要家人照顾，再加上长期医疗费用的投入等，增加了患者压力，进而引发心理问题。

Q: 如何治疗双心疾病？

随着对双心医学的不断研究，对于双心疾病的治疗方法也在不断更新，目前有药物治疗、认知行为治疗、音乐治疗、正念治疗、生活方式调整等手段。

1. 药物治疗：艾司西酞普兰、舍曲林、氟西汀、帕罗西汀及文拉法辛是目前临床常用的抗焦虑和抑郁药物。伴有严重失眠的焦虑、抑郁、躯体化症状患者治疗初期，可与苯二氮䓬类镇静药物如阿普唑仑、地西泮联用。

2. 中医治疗：其实《黄帝内经》已有对双心的认识：情志可致病，百病生于气。中医在治疗双心病变中发挥着极其重要的作用。

3. 心理治疗：认知行为治疗主要针对抑郁症、焦虑症等心理疾病和不合理认知导致的心理问题进行干预。另外，音乐治疗、正念冥想法对改善双心疾病患者的轻、中度抑郁焦虑情绪有一定的疗效。除上述方法外，调整生活方式也是改善疾病的一种非常重要的手段。

4. 科学运动：运动治疗作为一种非药物干预手段，具有廉价、无不良反应的优点，并且对心血管疾病和心理障碍两方面都有积极意义。就运动方式而言，可选择自己喜欢的运动方式，但要注意运动强度，应咨询医生，在医生评估后制定合理的运动强度。

5. 合理膳食：双心疾病患者合理膳食不仅可以降低血脂、血压、血糖和体重等心血管疾病的危险因素，而且补充各种营养素，使饮食健康均衡，有利于改善患者的情绪状态，这是一种经济、简单、无不良反应的双心治疗方法。

6. 戒烟限酒：双心疾病患者都伴有紧张、焦虑等症状，酒精和烟草是人们在紧张时经常想起的东西。这些物品虽然可以暂时稳定情绪，缓解急躁，使人感到放松，但表面症状的缓解会将真实的、更深层的紧张掩盖起来。而且烟草作为心血管疾病的危险因素，也会导致疾病的发生和进展。

7. 情绪管理：心情也是一种生活方式，情绪管理也是生活方式治疗的一部分。医护人员不仅要做好心理疏导，还要教会患者自己主动管理情绪。

8. 睡眠管理：睡眠障碍也是心脏病患者发生抑郁的标志之一。应足够重视双心疾病患者的睡眠问题，早期给予有效的预防和控制。

Q: 什么是心碎综合征？

心碎综合征，也称 Takotsubo 心肌病，是由未知原因导致的短暂性左室心尖球囊样扩张的心肌病。1990 年，该病最早在日本被发现，Takotsubo 一词指的是日本捕章鱼的篓子，得了心碎综合征的患者，心脏像"捕鱼篓"一样发生变形，因此得名。那为啥又叫"心碎综合征"呢？人在情绪过于激动或过度伤感时，会出现心跳加快、血压升高、血管过度痉挛等应激反应，轻则出现期前收缩、血压升高，重则导致室速、室颤、期前收缩过多、恶性心律失常，甚至猝死，心脏痛感就像"心碎了"一样，因此又称为心碎综合征。

情绪或身体上的压力（应激源）经常导致心碎综合征。情绪上的压力包括悲痛、恐惧、暴怒及惊喜。因此，多数心碎综合征患者伴有丧偶、亲友病逝、悲伤、恐惧等负性情绪应激。不要以为只有"坏情绪"才会引发，当过于兴奋、激动时也有可能会诱发。但并不是所有的心碎综合征患者均伴有情绪应激，有接近11%～44%的患者找不到明确的情绪刺激因素。说完情绪方面的问题，身体遭遇重大压力（应激）时也有可能导致"心碎综合征"。身体上的压力来自高热，脑卒中，癫痫发作，呼吸困难，严重出血及低血糖。

心碎综合征一般多发于绝经后女性。心碎综合征的症状和心脏病的症状很像，比如出现胸痛、呼吸困难、晕眩等。这些症状可能在经历压力事件后几分钟或几小时内出现。那么可能有人觉得自己每天的压力都很大，是不是有可能已经得了心碎综合征呢？其实并不是这样，这种综合征来得快去得也快，如果你的症

状是长期的，"心碎"的概率还是很小的。心碎综合征可能危及
生命。在某些情况下，它可能导致严重的心肌无力从而导致充血
性心力衰竭、低血压、休克等。这个病症虽然听起来吓人，但是
对于大多数人来说只要经过救治，心脏功能就会逐渐恢复正常，
不必太过担心。如果发现自己有长期的类似症状及时就医就好，
重要的还是保持积极向上的心情。

Q: 什么是躯体形式障碍？

它是一种以持久担心或相信各种躯体症状为特征的精神障
碍，这类患者常以各种躯体不适为主诉来看病，经过医学检查毫
无异常，但各种检查阴性和医生的解释均不能打消其疑虑。患者
表现为多种多样、反复出现、时常变化的躯体不适症状，可涉及
身体的任何系统或任意部位，但最常见的是胃肠道感觉，如打
嗝、反酸、恶心等，以及异常的皮肤感觉，如刺痛、麻木感、酸
痛等。

尽管症状的发生和持续与不愉快的生活事件、困难或冲突密
切相关，但患者常否认心理因素的存在。他们也拒绝探讨心理病
因的可能，甚至有明显的抑郁和焦虑情绪时也同样如此。无论是
从生理还是心理方面了解症状的起因，都很困难。患者常有一定
程度寻求注意的行为，并相信其疾病是躯体性的，需要进一步的
检查，若患者不能说服医生接受这一点，便会愤愤不平，此时更
易伴有寻求注意的行为。

躯体形式障碍有以下几种主要类型。

1.躯体化障碍。以多种多样、反复出现、经常变化的躯体症

状为主的神经症，临床多伴有焦虑或抑郁情绪，女性远多于男性，多在成年早期发病。症状可涉及身体的任何系统和器官，最常见的是胃肠道不适（如疼痛、打嗝、反酸、呕吐、恶心等）、异常的皮肤感觉（如瘙痒、烧灼感、刺痛、麻木感、酸痛等）、皮肤斑点，性及月经方面的主诉也很常见。患者不断求诊或要求进行多种检查无果，就算有医生的合理解释，也不能打消疑虑，常感到痛苦。

2. 自主神经功能紊乱。患者往往会有心悸、出汗、颤抖、脸红等症状，常常有部位不定的疼痛、烧灼感、沉重感、紧束感、肿胀感，但经医学检查这些症状不能证明相关器官存在问题。

3. 疑病症。主要表现是患者担心或认为自己患有一种或多种严重的躯体疾病，其关注程度与实际健康状况很不相称。患者注意力集中于某一个或两个器官，确信患有躯体疾病，各种检查阴性和医生的解释均不能打消其疑虑。躯体变形障碍也属于此类。这类患者总觉得自己身体的某一部位很丑，这里那里都需要"整"，导致整容过度。

4. 躯体形式的疼痛障碍。疼痛障碍的主要临床特征是一切都以疼痛为中心，生活中最重要的任何事均不能分散患者对疾病的注意力。这种痛不能用生理过程或躯体障碍来解释，可见于任何部位。

5. 未分化的躯体形式障碍：以上症状表现不典型，如主诉的症状相对较少，病程不足 2 年等。

Q: 焦虑、抑郁对心血管有哪些影响？

目前医学研究已经发现，心理和躯体会相互作用，彼此反映。心理即躯体，躯体存在心理的感知。大脑功能紊乱可以导致躯体异常，如焦虑抑郁可以导致心肌缺血，称之为压力应激性心肌缺血；焦虑抑郁可以导致血压升高，称之为精神应激性高血压；焦虑抑郁可以导致恶性心律失常，称之为交感电风暴；焦虑抑郁可以导致心肌梗死，称之为应激性心肌病；焦虑抑郁可以导致肠功能紊乱，称之为肠易激综合征。

而这些异常的来源是自主神经功能异常，自主神经功能不由人的意志来控制，它是一种自发的活动，直接或间接调节内脏器官的功能，当自主神经功能发生紊乱的时候，可以表现为呼吸频率增快、支气管痉挛、心率增快或减慢、血压升高或降低、心律失常和心肌缺血、腹泻、呕吐、尿频尿急、皮肤大汗、四肢酸软等症状。

Q: 精神应激可以导致高血压吗？

有不少高血压患者会发现，一旦最近精神紧张或情绪波动大，血压也会升高。日本京都大学等机构发表的一项涉及 6000 多人的研究发现，压力是导致高血压和心血管事件的关键因素。压力荷尔蒙去甲肾上腺素、肾上腺素、多巴胺和皮质醇会随着生活事件、工作、人际关系、财务等方面的压力而增加。换言之，压力荷尔蒙达到高水平的人患高血压、心脏病发作或脑卒中的风险更大。同时，诸多研究也发现，焦虑、抑郁会引起高血压。例如，相对没有焦虑的人群，有焦虑的患者未来 4 年高血压的风险增加 1.5 倍；抑郁的患者未来发生高血压的风险也会增加 1 ～ 2 倍。对于患高血压的人群，如果存在焦虑和抑郁等问题，高血压控制的达标率会特别低。此外，高血压患者发生焦虑抑郁的风险要比没有高血压的患者明显高出 2 ～ 3 倍。

Q: 心血管病患者应掌握的减压方法

对心血管病患者和心血管病高危人群，专家组建议定期评估精神健康状况，心理治疗和身心项目可改善心脏健康，帮助患者减轻心脏的压力和负担。

研究发现，积极的心理，包括高兴、乐观、感恩、有使命感、对生活满意、正念、可良好控制情绪，有助于降低心血管病风险。

具体的减压方法包括音乐治疗、呼吸治疗、站桩训练、太极拳训练及中低强度的有氧训练等。

Q: 失眠对心脏有哪些影响？

目前已有多项研究证实失眠会显著影响高血压的发病率和死亡率，一项纳入 4810 名 32 ～ 59 岁受试者的研究发现，经过 8 ～ 10 年时间的随访后，睡眠时间短于 5 小时的受试者高血压的发生率是对照组的 2.1 倍。

失眠可使交感肾上腺髓质系统活性增高，儿茶酚胺类物质释放增加，导致周围血管收缩，血压升高。交感神经兴奋，导致心率增快、血压升高。也有研究认为长期失眠导致的精神心理因素及醛固酮分泌增多也是影响血压控制的重要原因。

失眠患者交感神经亢进、下丘脑－垂体－肾上腺素轴紊乱及炎症因子的参与，可能会使冠心病患者的血压、心率升高，血小板聚集和血液黏稠度增加，心室颤动阈值降低及动脉粥样硬化斑块稳定性降低，从而引起心血管事件的发生。

除此之外，研究发现有一半以上的心衰患者受到失眠的影响，其中睡眠维持障碍最为常见。失眠与心衰之间的具体机制尚不清楚，其可能机制为失眠导致交感神经系统兴奋性增高，外周血管收缩，回心血量增加，导致心脏前负荷增加，心衰症状加重。

Q: 心血管病患者如何治疗失眠？

在临床治疗中，针对睡眠不良的患者，通常我们会采用药物治疗，如果可以结合非药物治疗，从自主神经功能调节角度来治疗，效果会更好。

具体而言，失眠的治疗方法包括药物治疗、认知行为治疗、身心调整等。

药物治疗如下。第一类是苯二氮䓬类药物，即通常所说的安眠药。这类药物对大脑神经有一些损伤，在服用的时候，需要通过医生的建议来确立正确的剂量、服用方法、服用时间等。常见的药物包括氯硝西泮、地西泮、咪达唑仑、艾司唑仑等，这些药物属于精神控制类药物，一般只有在医院里才能开到。

第二类是非苯二氮䓬类药物，该类药物一般不良反应比较小，适合老年人和长期失眠患者服用。常用的有唑吡坦、佐匹克隆等，因药物不良反应小，可以让患者长期服用一个剂量，并且在固定时间内服用，能够改善睡眠。

当然还有中成药，比如酸枣仁、乌灵胶囊等，轻度失眠的患者服用后也可以改善睡眠，中药的治疗当然需要辨证论治。

认知治疗寻求改变患者对睡眠的不合理信念和态度。不合理信念和态度是导致经常性失眠、情绪痛苦、对睡眠恐惧的重要中间环节。对特定的不合理的睡眠认知进行矫正，挑战它们的有效性，通过认知重构技术，如再归因训练、假设检验、再评价、注意转移等技术，重新形成他们更具适应性的态度。

生活中，如果您容易失眠，或者身心容易紧张，不妨来感受、体验一下：

仰卧，平躺在床上，头背部可稍微垫高，与自己平时的睡觉习惯相当，舒适即可，双腿平放，两脚分开约同胯宽，脚尖稍微向回勾，双手置于身体两侧五指自然分开，手心朝下，掌跟贴在床面上。

想象自己全身放松，静静地躺在水面上，慢慢体会身体躺在水面上的漂浮感。

事实上，这个方法不但适用于睡眠，在任何压力大的时候尝试这个练习，也可以很好地放松，减压，提高专注力，促成更好的决策。

坚持练习，效果自然就有了。